DYSPHAGIE-KOCHBUCH FÜR NEUDIAGNOSTIZIERTE

Einfache, köstliche und nahrhafte Rezepte für weiche Lebensmittel

Peggy C. Valentine

Inhaltsverzeichnis

Dysphagie-Kochbuch für Neudiagnostizierte — 1

URHEBERRECHTE — 2

Inhaltsverzeichnis — 3

Einführung — 9

Ein Überblick über Dysphagie — 9

Tipps zum Umgang mit Dysphagie im täglichen Leben — 11

Zusammenarbeit mit Ihrem Gesundheitsteam — 13

Modifizierte Lebensmitteltexturen und eingedickte Flüssigkeiten — 15

Unverzichtbare Küchenutensilien zum Kochen bei Dysphagie — 17

Glatte Pürees — 20

Cremige Butternusskürbissuppe: — 20

Seidiges Karotten-Ingwer-Püree: — 22

Samtige Kartoffel-Lauch-Suppe: — 23

Glattes Spinat-Feta-Püree: — 25

Cremiger Blumenkohlbrei: — 26

Geröstete Paprika-Tomaten-Bisque: — 28

Brokkoli-Cheddar-Püree: — 30

Wohltuende Pilzcremesuppe: — 31

Cremiges Spargel-Parmesan-Püree: — 33

Süßes und herzhaftes Kürbispüree: — 35

Cremiges Spinat-Ricotta-Püree: — 36

Cremiges Süßkartoffelpüree: — 38

Glatte Erbsen-Minz-Suppe: — 40

Cremiges Avocado- und Gurkenpüree: — 42

Cremige Zucchini-Basilikum-Suppe: — 43

Püree aus geröstetem Knoblauch und weißen Bohnen: — 45

Cremiges Rote-Bete-Püree: — 46

Glattes Linsen-Dal: — 48

Cremiges Hühner- und Gemüsepüree: 49

Cremiges Mango-Bananen-Püree: 51

Weiche und zarte Gerichte   **54**

Zarter, langsam gegarter Schmorbraten   54

Weiche und flauschige Rühreier   56

Saftiger und zarter gebackener Lachs   57

Zarte Fleischbällchen in Tomatensauce   58

Weiche und cremige Makkaroni und Käse   60

Zartes Hühnchen-Pilz-Risotto   61

Leicht zu schluckender Hackbraten   63

Weiche und zart gebackene Hähnchenbrust   64

Zarter Rindereintopf   66

Saftige und aromatische Putenfleischbällchen   68

Weiches und cremiges Kartoffelpüree   69

Nährwert (pro Portion):   70

Zarter gebackener Kabeljau mit Zitronenbuttersauce   70

Weicher und zarter Chicken Pot Pie   72

Leicht zu kauende Quiche Lorraine   74

Zartes Rindfleisch und Gemüsepfanne   75

Weiche und cremige Blumenkohl-Makkaroni mit Käse   77

Zarte Garnelen-Scampi   79

Weiches und zartes Schweinefilet mit Äpfeln   80

Leicht zu schluckende Hühnchen-Alfredo-Pasta   82

Saftige und zarte Hackbraten-Muffins   83

Angedickte Suppen und Saucen   **86**

Dicke und herzhafte Hühnernudelsuppe   86

Cremige eingedickte Tomatensuppe   88

Reichhaltiger und eingedickter Rindereintopf   89

Angedickte Brokkolicremesuppe   91

Geschmackvolle eingedickte Pilzsoße   93

Cremige, eingedickte Muschelsuppe … 94

Angedickte Kartoffel-Speck-Suppe … 96

Grobkörnige, eingedickte Gemüsesuppe … 98

Angedickte cremige Hühner-Reis-Suppe … 100

Würzige eingedickte Barbecue-Sauce … 101

Angedickte Spargelcremesuppe … 103

Reichhaltige und angedickte Zwiebelsoße … 104

Verdickte cremige Maissuppe … 106

Geschmackvolle eingedickte Tomaten-Basilikum-Sauce … 108

Angedickte Blumenkohlcremesuppe … 109

Würzige, eingedickte Honig-Senf-Sauce … 111

Grob eingedicktes Rindfleisch-Chili … 113

Angedickte cremige Spinat-Artischocken-Suppe … 115

Reichhaltige und angedickte Pilzsauce … 116

Angedickte cremige Brokkoli-Cheddar-Suppe … 118

Weiche und saftige Desserts … 120

Leicht zu schluckender Bananenpudding … 120

Feuchtes und weiches Schokoladenmousse … 121

Weicher und cremiger Milchreis … 123

Zarter Apfel-Zimt-Brotpudding … 124

Glatter und fluffiger Erdbeer-Käsekuchen … 126

Weiche und saftige Karottenkuchen-Cupcakes … 127

Cremige Vanille-Panna Cotta … 129

Leicht zu kauender Blaubeer-Cobbler … 131

Weiche und fluffige Zitronenriegel … 133

Feuchtes und zartes Kürbisbrot … 134

Cremige Schokoladen-Avocado-Mousse … 136

Weiche und flauschige Kokosmakronen … 137

Leicht zu schluckendes Pfirsich-Melba … 139

Zartes Bananenbrot mit Frischkäse-Zuckerguss … 140

Weiches und cremiges Tiramisu	142
Feuchte und zarte Red Velvet Cupcakes	144
Glatter und cremiger Mangopudding	146
Weiche und fluffige Erdnussbutterkekse	147
Leicht zu kauende Schwarzwälder Kleinigkeit	149
Feuchtes und köstliches Zucchinibrot	150
Nahrhafte und erfrischende Getränke	**153**
Cremiger und nahrhafter Proteinshake	153
Sanfter und erfrischender Frucht-Smoothie	154
Cremiger Avocado-Bananen-Smoothie	155
Nährstoffreicher grüner Detox-Saft	156
Cremiger und belebender Kaffee-Smoothie	158
Erfrischender Wassermelonen-Minz-Kühler	159
Nahrhafter und cremiger Chiasamen-Pudding	160
Glatter und cremiger Joghurt-Shake	161
Energetisierender und nahrhafter grüner Smoothie	163
Cremiges und erfrischendes Mango-Lassi	164
Nahrhafter und cremiger Haferflocken-Smoothie	165
Erfrischendes Wasser mit Gurken- und Zitronengeschmack	167
Cremiger und nahrhafter Mandelmilchshake	168
Sanfter und erfrischender Beeren-Smoothie	169
Nahrhafter und cremiger Erdnussbutter-Bananen-Shake	170
Erfrischendes und feuchtigkeitsspendendes Kokoswasser	171
Cremiger und nahrhafter griechischer Joghurt-Smoothie	172
Energetisierender und nahrhafter Matcha-Grüntee-Latte	173
Erfrischendes und entgiftendes Zitronen-Ingwer-Wasser	175
Abschluss	**177**
Feiern Sie Ihre Reise mit Dysphagie	177
Abschließende Gedanken und Ermutigung	178

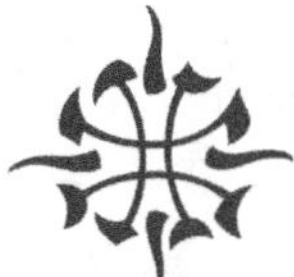

Kapitel 1

Ein Überblick über Dysphagie

Dysphagie ist eine Erkrankung, die die Schluckfähigkeit beeinträchtigt. Es kann bei Menschen jeden Alters auftreten, vom Säugling bis zum älteren Menschen, und kann durch verschiedene Faktoren verursacht werden. In diesem Abschnitt werden wir die Grundlagen der Dysphagie, ihre Ursachen, Symptome und möglichen Komplikationen untersuchen.

Unter Dysphagie versteht man im Kern Schwierigkeiten oder Anomalien beim Schluckvorgang. Das Schlucken ist ein komplexer Vorgang, der die Koordination der Muskeln und Nerven in Mund, Rachen und Speiseröhre erfordert. Wenn dieser Prozess gestört ist, können Beschwerden, Schmerzen oder sogar die Unfähigkeit, richtig zu schlucken, auftreten.

Es gibt zwei Haupttypen von Dysphagie: oropharyngeale und ösophageale. Oropharyngeale Dysphagie tritt auf, wenn im oralen und pharyngealen Stadium des Schluckens Schwierigkeiten auftreten, bei denen es darum geht, zu kauen, einen Bolus (eine zusammenhängende Nahrungsmasse) zu bilden und ihn in den Rachenraum zu befördern. Ösophagus-Dysphagie hingegen tritt auf, wenn es Probleme mit der Speiseröhre gibt, dem Muskelschlauch, der die Nahrung vom Rachen zum Magen transportiert.

Dysphagie kann verschiedene Ursachen haben. Neurologische Erkrankungen wie Schlaganfall, Parkinson-Krankheit oder Multiple Sklerose können die beim Schlucken beteiligten Nerven und Muskeln beeinträchtigen. Auch strukturelle Anomalien wie Strikturen oder Tumore im Rachen oder in der Speiseröhre können zur Dysphagie beitragen. Darüber hinaus können bestimmte medizinische Behandlungen, wie Strahlentherapie oder Operationen im Kopf-Hals-Bereich, zu Schluckbeschwerden führen.

Die Erkennung einer Dysphagie kann schwierig sein, da die Symptome unterschiedlich sein können. Häufige Anzeichen sind Husten oder Würgen während der Mahlzeiten, das Gefühl, dass Essen im Hals stecken bleibt, Aufstoßen, Gewichtsverlust und wiederkehrende Atemwegsinfektionen. Unbehandelt kann Dysphagie zu Mangelernährung, Dehydrierung, Aspirationspneumonie (wenn Nahrung oder Flüssigkeit in die Lunge gelangt) und einer verminderten Lebensqualität führen.

Glücklicherweise stehen für Personen mit Dysphagie verschiedene Diagnosemethoden und Behandlungsmöglichkeiten zur Verfügung. Medizinische Fachkräfte wie Logopäden und Gastroenterologen können Untersuchungen zur Beurteilung der Schluckfunktion durchführen. Diese Untersuchungen können eine Videofluoroskopie umfassen, bei der Röntgenaufnahmen zur Beobachtung des Schluckvorgangs verwendet werden, oder eine faseroptische endoskopische Bewertung des Schluckens (FEES), bei der ein flexibles Endoskop durch die Nase geführt wird, um Rachen und Kehlkopf während des Schluckens zu untersuchen.

Die Behandlung einer Dysphagie hängt von der zugrunde liegenden Ursache und dem Schweregrad ab. Es kann von Ernährungsumstellungen, wie z. B. einer Veränderung der Konsistenz oder Dicke der Nahrung, bis hin zu Übungen zur Stärkung der Schluckmuskulatur reichen. In manchen Fällen können Medikamente oder chirurgische Eingriffe notwendig sein. Logopäden spielen oft eine entscheidende Rolle bei der Behandlung von Dysphagie, indem sie Schlucktherapien und Strategien zur Verbesserung der Sicherheit und Effizienz während der Mahlzeiten anbieten.

Tipps zum Umgang mit Dysphagie im täglichen Leben

Das Leben mit Dysphagie kann einzigartige Herausforderungen mit sich bringen, aber mit geeigneten Managementstrategien können Menschen ihren Alltag komfortabler meistern und das Risiko von Komplikationen verringern. In diesem Abschnitt werden wir praktische Tipps und Techniken für den effektiven Umgang mit Dysphagie im Alltag untersuchen.

1. Ändern Sie die Konsistenz von Lebensmitteln: Durch Anpassen der Textur von Lebensmitteln kann das Schlucken einfacher und sicherer werden. Abhängig von den spezifischen Bedürfnissen des Einzelnen müssen die Lebensmittel möglicherweise püriert, zerkleinert oder püriert werden. Dies sorgt für einen reibungsloseren Durchgang durch den Rachenraum und verringert das Risiko einer Erstickung oder Aspiration. Die Konsultation eines Sprachpathologen oder eines Ernährungsberaters kann Hinweise auf geeignete Lebensmitteltexturen geben.

2. Optimale Nahrungszubereitung: Achten Sie auf die Zubereitung der Mahlzeiten, um die Schluckbarkeit zu verbessern. Es ist wichtig, Lebensmittel zu kochen, bis sie weich und zart sind, damit sie leichter gekaut und geschluckt werden können. Das Schneiden von Nahrungsmitteln in kleine, mundgerechte Stücke und das Vermeiden zäher oder schwer zu kauender Gegenstände kann ebenfalls zum sicheren Schlucken beitragen.

3. Richtige Esstechniken: Die Anwendung spezifischer Esstechniken kann das Schlucken verbessern. Nehmen Sie kleinere Bissen und kauen Sie die Nahrung gründlich, bevor Sie sie schlucken. Vermeiden Sie Hektik beim Essen und achten Sie beim Essen auf eine entspannte und aufrechte Sitzposition. Minimieren Sie Ablenkungen während der Mahlzeiten, um sich auf den Essensprozess zu konzentrieren und ein sicheres Schlucken zu ermöglichen.

4. Angemessene Flüssigkeitskonsistenz: Bei Personen mit Dysphagie kann eine Anpassung der Flüssigkeitskonsistenz erforderlich sein. Mit Verdickungsmitteln kann die Viskosität von Flüssigkeiten verändert

werden, sodass sie besser kontrollierbar sind und das Aspirationsrisiko verringert wird. Es ist jedoch wichtig, die Empfehlungen von medizinischem Fachpersonal hinsichtlich der geeigneten Dicke für Flüssigkeiten zu befolgen.

5. Bleiben Sie hydriert: Eine ausreichende Flüssigkeitszufuhr ist für die allgemeine Gesundheit, einschließlich der Aufrechterhaltung einer ordnungsgemäßen Schluckfunktion, von entscheidender Bedeutung. Wenn dünne Flüssigkeiten eine Herausforderung darstellen, sollten Sie erwägen, an eingedickten Flüssigkeiten zu nippen, Lebensmittel mit hohem Wassergehalt zu sich zu nehmen (z. B. Suppen, Obst) oder Strategien wie das Schlucken mehrerer kleiner Schlucke anstelle großer Schlucke anzuwenden.

6. Umgebung beim Essen: Schaffen Sie während der Mahlzeiten eine unterstützende Umgebung. Minimieren Sie Ablenkungen wie laute Geräusche oder übermäßige Gespräche, die die Konzentration und das Schlucken beeinträchtigen können. Setzen Sie sich aufrecht hin, vorzugsweise an einen Tisch, und achten Sie auf eine gute Körperhaltung, um den Schluckvorgang zu erleichtern.

7. Hilfsmittel: Verschiedene Hilfsmittel können bei der Behandlung von Dysphagie hilfreich sein. Spezielle Essutensilien wie abgewinkelte Löffel oder Tassen mit Ausgießer können die Selbsternährung erleichtern. Darüber hinaus kann die Verwendung von Trinkhalmen, insbesondere mit Einwegventilen oder Antiaspirationsfunktionen, dazu beitragen, den Flüssigkeitsfluss zu kontrollieren und das Aspirationsrisiko zu verringern.

8. Kommunikation und Aufklärung: Informieren Sie Familienmitglieder, Freunde und Betreuer über Ihre Dysphagie-Erkrankung, damit sie angemessene Unterstützung leisten können. Es kann von entscheidender Bedeutung sein, die Menschen in Ihrer Umgebung über die Anzeichen von Erstickungsgefahr und die entsprechenden Maßnahmen im Notfall aufzuklären. Effektive Kommunikation kann dazu beitragen, eine sichere und verständnisvolle Umgebung zu schaffen.

9. Befolgen Sie die medizinischen Empfehlungen: Es ist wichtig, die Ratschläge und Empfehlungen der medizinischen Fachkräfte zu befolgen, die an der Behandlung Ihrer Dysphagie beteiligt sind. Dies kann die Teilnahme an Therapiesitzungen bei einem Logopäden, die Einnahme verschriebener Medikamente oder die Durchführung aller notwendigen medizinischen Eingriffe umfassen.

10. Emotionale Unterstützung: Der Umgang mit Dysphagie kann manchmal eine emotionale Herausforderung sein. Suchen Sie Unterstützung bei Selbsthilfegruppen, Online-Communities oder Beratungsdiensten, um mit anderen in Kontakt zu treten, die ähnliche Erfahrungen machen, und um emotionale oder psychologische Aspekte des Lebens mit Dysphagie anzusprechen.

Zusammenarbeit mit Ihrem Gesundheitsteam

Bei der Behandlung einer Erkrankung wie Dysphagie ist der Aufbau einer kooperativen Beziehung mit Ihrem Gesundheitsteam von entscheidender Bedeutung. Ein multidisziplinärer Ansatz, an dem verschiedene Fachkräfte beteiligt sind, kann eine umfassende Betreuung und Unterstützung bieten, die auf Ihre spezifischen Bedürfnisse zugeschnitten ist. In diesem Abschnitt gehen wir auf die Bedeutung der Zusammenarbeit mit Ihrem Gesundheitsteam ein und bieten Anleitungen für eine effektive Zusammenarbeit mit ihnen.

1. Identifizieren Sie relevante medizinische Fachkräfte: Beginnen Sie damit, die wichtigsten medizinischen Fachkräfte zu identifizieren, die Sie bei der Behandlung von Dysphagie unterstützen können. Dies kann ein auf Schluckstörungen spezialisierter Sprachpathologe, ein Gastroenterologe, ein Ernährungsberater und möglicherweise andere Spezialisten sein, abhängig von der zugrunde liegenden Ursache Ihrer Dysphagie. Ihr Hausarzt kann Sie bei der Suche nach den geeigneten Fachärzten unterstützen.

2. Offene und ehrliche Kommunikation: Der Aufbau einer offenen und ehrlichen Kommunikation mit Ihrem Gesundheitsteam ist von größter Bedeutung. Teilen Sie ihnen Ihre Symptome, Bedenken und etwaige Veränderungen Ihres Zustands mit. Besprechen Sie proaktiv Ihre Ziele, Erwartungen und Präferenzen für die Behandlung. Eine effektive Kommunikation hilft Ihren Gesundheitsdienstleistern, Ihre Bedürfnisse besser zu verstehen und ihren Ansatz entsprechend anzupassen.

3. Aktive Teilnahme: Nehmen Sie eine aktive Rolle auf Ihrem Gesundheitsweg ein. Informieren Sie sich über Dysphagie, ihre Ursachen und verfügbare Behandlungsmöglichkeiten. Stellen Sie Fragen, um etwaige Unklarheiten zu klären, und holen Sie Erklärungen zu medizinischen Terminologien oder Verfahren ein. Diese aktive Beteiligung ermöglicht es Ihnen, fundierte Entscheidungen zu treffen und aktiv zu Ihrer eigenen Pflege beizutragen.

4. Befolgen Sie die Behandlungspläne: Die Einhaltung der Behandlungspläne ist für eine wirksame Behandlung von Dysphagie von entscheidender Bedeutung. Befolgen Sie die Anweisungen Ihres Gesundheitsteams bezüglich Ernährungsumstellungen, Medikamenteneinnahme, Therapieübungen und anderen empfohlenen Interventionen. Konstanz und Einhaltung des vorgeschriebenen Behandlungsplans können zu besseren Ergebnissen führen.

5. Regelmäßige Kontrolluntersuchungen und Überwachung: Vereinbaren Sie regelmäßige Termine mit Ihrem Arzt, um Ihre Fortschritte zu überwachen und eventuell auftretende Bedenken auszuräumen. Mithilfe dieser Untersuchungen kann Ihr Gesundheitsteam Ihren Zustand beurteilen, bei Bedarf Anpassungen an Ihrem Behandlungsplan vornehmen und fortlaufend Unterstützung und Anleitung leisten.

6. Gemeinsame Zielsetzung: Arbeiten Sie mit Ihrem Gesundheitsteam zusammen, um realistische und erreichbare Ziele festzulegen. Dies kann eine Verbesserung der Schluckfunktion, eine Linderung der Symptome, die Beibehaltung oder Gewichtszunahme oder die Verbesserung der

allgemeinen Lebensqualität umfassen. Durch die gemeinsame Festlegung von Zielen wird sichergestellt, dass alle auf ein gemeinsames Ziel hinarbeiten.

7. Integrierte Versorgung: Fördern Sie die Koordination und Kommunikation zwischen Ihren Gesundheitsdienstleistern. Beispielsweise sollten Ihr Sprachpathologe, Ihr Gastroenterologe und Ihr Ernährungsberater zusammenarbeiten, um einen ganzheitlichen Ansatz zur Behandlung von Dysphagie zu entwickeln. Ermöglichen Sie diese integrierte Versorgung proaktiv, indem Sie relevante Informationen und Aktualisierungen zwischen den Mitgliedern Ihres Gesundheitsteams austauschen.

8. Holen Sie bei Bedarf eine Zweitmeinung ein: Wenn Sie Bedenken hinsichtlich Ihrer Diagnose oder Ihres Behandlungsplans haben, ist es durchaus akzeptabel, eine Zweitmeinung einzuholen. Ein anderer Arzt mit Erfahrung in Dysphagie kann eine neue Perspektive bieten und alternative Empfehlungen geben. Denken Sie daran, es geht um Ihre Gesundheit und Sie haben das Recht, verschiedene Optionen auszuprobieren.

9. Emotionale Unterstützung: Der Umgang mit Dysphagie kann eine emotionale Herausforderung sein. Ihr Gesundheitsteam kann Sie beraten und unterstützen, aber zögern Sie nicht, bei Bedarf zusätzliche emotionale Unterstützung in Anspruch zu nehmen. Selbsthilfegruppen, Beratungsdienste oder Online-Communities können wertvolle Einblicke, Ratschläge und ein Gefühl der Kameradschaft mit anderen bieten, die vor ähnlichen Herausforderungen stehen.

10. Langfristige Behandlung: Dysphagie erfordert möglicherweise eine langfristige Behandlung, und Ihr Gesundheitsteam wird in diesem Prozess eine entscheidende Rolle spielen. Bleiben Sie mit Ihren Anbietern in Kontakt, nehmen Sie an Folgeterminen teil und teilen Sie etwaige Änderungen oder Bedenken umgehend mit. Regelmäßige Überwachung und kontinuierliche Zusammenarbeit mit Ihrem Gesundheitsteam können

dazu beitragen, dass sich Ihr Managementplan nach Bedarf weiterentwickelt.

Veränderte Lebensmitteltexturen und verdickte Flüssigkeiten sind gängige Maßnahmen zur Behandlung von Dysphagie. Diese Modifikationen helfen Menschen mit Schluckbeschwerden dabei, Nahrung und Flüssigkeiten sicher zu sich zu nehmen, verringern das Risiko von Ersticken oder Aspiration und verbessern die allgemeine Schluckfunktion. Lassen Sie uns veränderte Lebensmitteltexturen und eingedickte Flüssigkeiten genauer untersuchen:

Modifizierte Lebensmitteltexturen:

1. Püriert: Die Lebensmittel werden zu einer glatten, zusammenhängenden Konsistenz ohne Klumpen oder feste Stücke püriert. Pürierte Lebensmittel werden häufig für Personen verwendet, die unter starken Schluckbeschwerden leiden oder Schwierigkeiten beim Kauen und beim Umgang mit größeren Nahrungspartikeln haben.

2. Gehackt: Lebensmittel werden fein in kleine, leicht handhabbare Stücke gehackt. Die Konsistenz ist weicher und weniger kohäsiv als bei pürierten Lebensmitteln, wodurch der Bolus beim Schlucken besser kontrolliert werden kann.

3. Püriert: Lebensmittel werden püriert oder mit Flüssigkeiten zerstampft, um eine weiche und zusammenhängende Textur zu erhalten. Pürierte Lebensmittel behalten eine gewisse Konsistenz und können kleine weiche Klumpen enthalten, sodass sie für Personen mit mäßigen Schluckbeschwerden geeignet sind.

4. Weich: Lebensmittel, die von Natur aus weich sind oder so lange gekocht werden, bis sie eine zarte Konsistenz erreichen. Lebensmittel mit weicher

Konsistenz lassen sich leichter kauen und schlucken und sind daher für Personen mit leichten Schluckbeschwerden besser zu handhaben.

Welche spezifischen Texturmodifikationen erforderlich sind, hängt von den Schluckfähigkeiten einer Person und den Empfehlungen ihres Gesundheitsteams ab. Sprachpathologen und Ernährungsberater spielen oft eine wichtige Rolle bei der Bestimmung geeigneter Lebensmitteltexturen auf der Grundlage individueller Bedürfnisse und Schluckbeurteilungen.

Verdickte Flüssigkeiten:

Eine weitere Strategie zur Behandlung von Dysphagie ist die Verdickung von Flüssigkeiten. Verdickte Flüssigkeiten helfen, den Fluss zu kontrollieren und das Aspirationsrisiko zu verringern. Die Konsistenz eingedickter Flüssigkeiten wird auf der Grundlage der individuellen Schluckfähigkeiten und der Empfehlungen von medizinischem Fachpersonal angepasst. Zu den üblichen Verdickungsmitteln gehören:

1. Verdickungspulver: Handelsübliche Pulver wie modifizierte Lebensmittelstärke oder Xanthangummi können Flüssigkeiten zugesetzt werden, um deren Viskosität zu erhöhen. Diese Pulver sind in verschiedenen Stärken erhältlich, von Nektardick über Honigdick bis Puddingdick.

2. Verdickungsgele: Einige Verdickungsmittel liegen in Gelform vor, die mit Flüssigkeiten gemischt werden können, um die gewünschte Konsistenz zu erreichen. Diese Gele sind häufig vordosiert und werden der Einfachheit halber in Einzelpackungen geliefert.

Es ist wichtig, die spezifischen Anweisungen des medizinischen Fachpersonals bezüglich der geeigneten Dicke von Flüssigkeiten zu befolgen. Die Verwendung der richtigen Konsistenz trägt dazu bei, ein sicheres Schlucken zu gewährleisten und das Risiko einer Aspirationspneumonie zu verringern.

Es ist erwähnenswert, dass veränderte Lebensmitteltexturen und eingedickte Flüssigkeiten zwar die Sicherheit beim Schlucken verbessern können, sich jedoch möglicherweise auf das sensorische Erlebnis beim Essen und Trinken auswirken. Die Zusammenarbeit mit einem Logopäden und Ernährungsberater kann dabei helfen, ein Gleichgewicht zwischen Sicherheit und der Aufrechterhaltung des Genusses und der Nahrungsaufnahme zu finden.

Denken Sie daran, dass die individuellen Bedürfnisse unterschiedlich sein können und dass es wichtig ist, sich an medizinisches Fachpersonal zu wenden, um die am besten geeigneten modifizierten Lebensmitteltexturen und eingedickten Flüssigkeiten für Ihren spezifischen Zustand und Ihre Schluckfähigkeiten zu ermitteln.

Unverzichtbare Küchenutensilien zum Kochen bei Dysphagie

Bei der Behandlung von Dysphagie können die richtigen Küchengeräte die Zubereitung von Mahlzeiten erleichtern und sicherstellen, dass modifizierte Lebensmittel sicher und effizient zubereitet werden. Hier sind einige wichtige Küchenutensilien, die beim Kochen gegen Dysphagie hilfreich sein können:

1. Mixer oder Küchenmaschine: Für die Zubereitung pürierter oder gehackter Texturen ist ein hochwertiger Mixer oder eine Küchenmaschine unerlässlich. Mit diesen Geräten können Lebensmittel effektiv in glatte oder fein gehackte Konsistenzen gemischt oder zerkleinert werden, sodass sie leichter zu schlucken sind.

2. Sieb oder Sieb: Ein feinmaschiges Sieb oder Sieb kann verwendet werden, um Klumpen oder feste Partikel aus pürierten Lebensmitteln zu entfernen und so eine glattere Konsistenz zu gewährleisten. Dies ist besonders hilfreich bei der Zubereitung von pürierten Suppen, Saucen oder Früchten.

3. Lebensmittelmühle: Eine Lebensmittelmühle ist ein manuelles Küchengerät, das zum Pürieren oder Passieren gekochter Lebensmittel verwendet werden kann. Es hilft dabei, Schalen, Kerne und faserige Teile von Obst und Gemüse zu entfernen, was zu einer glatten und gleichmäßigen Textur führt.

4. Stabmixer: Ein Stabmixer, auch Stabmixer genannt, ist ein vielseitiges Werkzeug, das direkt in Töpfen oder Behältern zum Mixen von Suppen, Saucen oder anderen gekochten Speisen verwendet werden kann. Dadurch entfällt die Notwendigkeit, heiße Flüssigkeiten in einen separaten Mixer zu füllen.

5. Zerkleinerer oder Zerkleinerer: Ein Zerkleinerer oder Zerkleinerer kann nützlich sein, um Lebensmittel zu zerkleinern oder fein zu zerkleinern. Dies kann den Prozess schneller und effizienter machen, insbesondere bei der Zubereitung von Hackfleischtexturen für Rezepte.

6. Lebensmittelwaage: Eine Lebensmittelwaage hilft beim genauen Abmessen von Zutaten, insbesondere wenn bestimmte Rezepte oder Ernährungsrichtlinien befolgt werden. Es gewährleistet präzise Messungen für die Zubereitung modifizierter Speisen und die Portionskontrolle.

7. Messbecher und -löffel: Ein Satz Messbecher und -löffel ist für das genaue Portionieren und Abmessen der Zutaten unerlässlich. Dies ist besonders wichtig, wenn Sie modifizierte Rezepte oder Ernährungsempfehlungen befolgen.

8. Rutschfestes Schneidebrett: Ein rutschfestes Schneidebrett sorgt für Stabilität und verhindert ein Verrutschen während der Essenszubereitung. Suchen Sie nach einem Schneidebrett mit gummierten Griffen oder rutschfesten Füßen, um beim Schneiden oder Hacken von Zutaten Sicherheit zu gewährleisten.

9. Adaptive Utensilien: Adaptive Utensilien wie abgewinkelte Löffel oder Utensilien mit integrierten Griffen können für Personen mit

eingeschränkter Geschicklichkeit oder motorischer Kontrolle hilfreich sein. Diese Utensilien machen die Selbsternährung einfacher und komfortabler.

10. Messbecher für Verdickungsmittel: Wenn Sie regelmäßig eingedickte Flüssigkeiten zubereiten, können Messbecher, die speziell für Verdickungsmittel entwickelt wurden, dabei helfen, genaue und konsistente Messungen sicherzustellen. Der Einfachheit halber sind diese Becher mit eingedickten Flüssigkeitsständen (z. B. Nektardick, Honigdick) gekennzeichnet.

Denken Sie daran, diese Küchengeräte ordnungsgemäß zu reinigen und zu warten, um Lebensmittelsicherheit und Hygiene zu gewährleisten. Konsultieren Sie außerdem einen Logopäden oder Ernährungsberater, um spezifische Empfehlungen für die Zubereitung von Speisen und geeignete Küchenutensilien entsprechend Ihren individuellen Bedürfnissen zu erhalten.

Die richtigen Küchenutensilien können die Zubereitung modifizierter Lebensmittel gegen Dysphagie vereinfachen und die Mahlzeiten sicherer und angenehmer machen.

Kapitel 2:

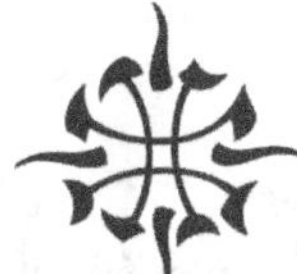

GLATTE PÜREES

Cremige Butternusskürbissuppe:

- Vorbereitungszeit: 15 Minuten

- Kochzeit: 40 Minuten

- Portionen: 4

Zutaten:

- 1 Butternusskürbis, geschält, entkernt und gewürfelt

- 1 Zwiebel, gehackt

- 2 Knoblauchzehen, gehackt

- 1 Esslöffel Olivenöl

- 4 Tassen Gemüse- oder Hühnerbrühe

- 1/2 Teelöffel gemahlener Zimt

- 1/4 Teelöffel gemahlene Muskatnuss

- Salz und Pfeffer nach Geschmack

- Optionale Toppings: ein Schuss Sahne, geröstete Kürbiskerne oder gehackte frische Kräuter

Richtungen:

1. Das Olivenöl in einem großen Topf bei mittlerer Hitze erhitzen. Die gehackte Zwiebel und den gehackten Knoblauch dazugeben und anbraten, bis sie glasig werden und duften.

2. Den gewürfelten Butternusskürbis, Zimt, Muskatnuss, Salz und Pfeffer in den Topf geben. Gut umrühren, um den Kürbis mit den Gewürzen zu überziehen.

3. Gießen Sie die Gemüse- oder Hühnerbrühe hinzu und achten Sie darauf, dass der Kürbis vollständig bedeckt ist. Die Mischung zum Kochen bringen, dann die Hitze reduzieren, den Topf abdecken und etwa 30 Minuten köcheln lassen, bis der Kürbis weich ist.

4. Verwenden Sie einen Stabmixer oder geben Sie die Mischung portionsweise in einen Mixer, um die Suppe zu pürieren, bis sie glatt und cremig ist.

5. Die Suppe wieder in den Topf geben und bei schwacher Hitze noch einige Minuten erhitzen, dabei gelegentlich umrühren. Passen Sie die Gewürze nach Bedarf an.

6. Servieren Sie die cremige Butternusskürbissuppe heiß, garniert mit einem Schuss Sahne, gerösteten Kürbiskernen oder gehackten frischen Kräutern, falls gewünscht.

Nährwert: (pro Portion – ohne Toppings)

- Kalorien: 150

- Fett: 4g

- Kohlenhydrate: 30g

- Faser: 6g

- Protein: 3g

Seidiges Karotten-Ingwer-Püree:

- Vorbereitungszeit: 10 Minuten

- Kochzeit: 25 Minuten

- Portionen: 4

Zutaten:

- 1 Pfund Karotten, geschält und gehackt

- 1 kleine Zwiebel, gehackt

- 2 Knoblauchzehen, gehackt

- 1 Esslöffel frischer Ingwer, gerieben

- 4 Tassen Gemüsebrühe

- 1 Esslöffel Olivenöl

- Salz und Pfeffer nach Geschmack

- Optionale Toppings: ein Klecks griechischer Joghurt, gehackte frische Kräuter oder geröstete Sesamkörner

Richtungen:

1. In einem großen Topf das Olivenöl bei mittlerer Hitze erhitzen. Die gehackte Zwiebel, den gehackten Knoblauch und den geriebenen Ingwer hinzufügen. Anbraten, bis die Zwiebel glasig wird und duftet.

2. Die gehackten Karotten in den Topf geben und gut umrühren, um sie mit der Zwiebelmischung zu vermischen.

3. Mit der Gemüsebrühe aufgießen und darauf achten, dass die Karotten vollständig bedeckt sind. Die Mischung zum Kochen bringen, dann die Hitze reduzieren, den Topf abdecken und etwa 20–25 Minuten köcheln lassen, bis die Karotten weich sind.

4. Verwenden Sie einen Stabmixer oder geben Sie die Mischung portionsweise in einen Mixer, um die Suppe zu pürieren, bis sie seidig glatt ist.

5. Geben Sie die pürierte Suppe zurück in den Topf und erhitzen Sie sie bei schwacher Hitze noch einige Minuten lang, wobei Sie gelegentlich umrühren. Mit Salz und Pfeffer abschmecken.

6. Servieren Sie das seidige Karotten-Ingwer-Püree heiß und garniert mit einem Klecks griechischem Joghurt, gehackten frischen Kräutern oder gerösteten Sesamkörnern, falls gewünscht.

Nährwert: (pro Portion – ohne Toppings)

- Kalorien: 110

- Fett: 3g

- Kohlenhydrate: 20g

- Ballaststoffe: 5 g

- Protein: 2g

Samtige Kartoffel-Lauch-Suppe:

- Vorbereitungszeit: 15 Minuten

- Kochzeit: 30 Minuten

- Portionen: 4

Zutaten:

- 4 mittelgroße Kartoffeln, geschält und gewürfelt

- 2 Lauch, nur weiße und hellgrüne Teile, in Scheiben geschnitten

- 2 Knoblauchzehen, gehackt

- 4 Tassen Gemüse- oder Hühnerbrühe

- 1 Esslöffel Butter

- 1/2 Tasse Sahne

- Salz und Pfeffer nach Geschmack

- Optionale Toppings: gehackter Schnittlauch, knusprige Speckstücke oder geriebener Käse

Richtungen:

1. In einem großen Topf die Butter bei mittlerer Hitze schmelzen. Den geschnittenen Lauch und den gehackten Knoblauch dazugeben und anbraten, bis sie weich und duftend sind.

2. Die Kartoffelwürfel in den Topf geben und gut umrühren, um sie mit dem Lauch und dem Knoblauch zu vermischen.

3. Gießen Sie die Gemüse- oder Hühnerbrühe hinzu und achten Sie darauf, dass die Kartoffeln vollständig bedeckt sind. Die Mischung zum Kochen bringen, dann die Hitze reduzieren, den Topf abdecken und etwa 20–25 Minuten köcheln lassen, bis die Kartoffeln weich sind.

4. Verwenden Sie einen Stabmixer oder geben Sie die Mischung portionsweise in einen Mixer, um die Suppe zu pürieren, bis sie samtig glatt ist.

5. Geben Sie die pürierte Suppe zurück in den Topf und rühren Sie die Sahne unter. Bei schwacher Hitze noch einige Minuten erhitzen, dabei gelegentlich umrühren. Mit Salz und Pfeffer abschmecken.

6. Servieren Sie die samtige Kartoffel-Lauch-Suppe heiß, garniert mit gehacktem Schnittlauch, knusprigen Speckstücken oder nach Wunsch mit geriebenem Käse.

Nährwert: (pro Portion – ohne Toppings)

- Kalorien: 250

- Fett: 14g

- Kohlenhydrate: 28g

- Faser: 3g

- Protein: 4g

Glattes Spinat-Feta-Püree:

- Vorbereitungszeit: 10 Minuten

- Kochzeit: 10 Minuten

- Portionen: 4

Zutaten:

- 8 Unzen frische Spinatblätter

- 1/2 Tasse zerbröselter Feta-Käse

- 2 Knoblauchzehen, gehackt

- 1 Esslöffel Olivenöl

- 1/4 Teelöffel getrockneter Oregano

- Salz und Pfeffer nach Geschmack

Richtungen:

1. Das Olivenöl in einer großen Pfanne bei mittlerer Hitze erhitzen. Den gehackten Knoblauch hinzufügen und anbraten, bis er duftet.

2. Die Spinatblätter in die Pfanne geben und unter gelegentlichem Rühren zusammenfallen lassen. Dies sollte etwa 3-5 Minuten dauern.

3. Nehmen Sie die Pfanne vom Herd und lassen Sie den Spinat etwas abkühlen.

4. Den gekochten Spinat, den zerbröckelten Feta-Käse, den getrockneten Oregano, Salz und Pfeffer in einen Mixer oder eine Küchenmaschine geben und glatt und cremig mixen.

5. Passen Sie die Gewürze bei Bedarf an.

6. Das glatte Spinat-Feta-Püree warm oder bei Zimmertemperatur servieren.

Nährwert: (pro Portion)

- Kalorien: 120

- Fett: 9g

- Kohlenhydrate: 5g

- Ballaststoffe: 2g

- Protein: 6g

- Vorbereitungszeit: 10 Minuten

- Kochzeit: 20 Minuten

- Portionen: 4

Zutaten:

- 1 großer Blumenkohlkopf, in Röschen geschnitten

- 2 Knoblauchzehen, gehackt

- 2 Esslöffel Butter

- 1/4 Tasse Sahne

- Salz und Pfeffer nach Geschmack

- Optionaler Belag: gehackte frische Kräuter oder geriebener Parmesankäse

Richtungen:

1. Die Blumenkohlröschen dämpfen oder kochen, bis sie sehr zart sind. Dies sollte etwa 10-15 Minuten dauern.

2. In einem kleinen Topf die Butter bei schwacher Hitze schmelzen. Den gehackten Knoblauch hinzufügen und kochen, bis er duftet, dabei gelegentlich umrühren.

3. Lassen Sie den gekochten Blumenkohl abtropfen und geben Sie ihn in eine große Schüssel.

4. Gießen Sie die geschmolzene Butter-Knoblauch-Mischung über den Blumenkohl. Die Sahne hinzufügen.

5. Verwenden Sie einen Kartoffelstampfer oder einen Stabmixer, um den Blumenkohl zu zerstampfen oder zu pürieren, bis er cremig und glatt ist. Fügen Sie bei Bedarf mehr Sahne hinzu, um die gewünschte Konsistenz zu erreichen.

6. Mit Salz und Pfeffer abschmecken.

7. Den cremigen Blumenkohlbrei heiß servieren und nach Wunsch mit gehackten frischen Kräutern oder geriebenem Parmesankäse garnieren.

Nährwert: (pro Portion – ohne Toppings)

- Kalorien: 120

- Fett: 10g

- Kohlenhydrate: 6g

- Faser: 3g

- Protein: 3g

Bitte beachten Sie, dass es sich bei den Nährwertangaben um Richtwerte handelt, die je nach Zutaten und Portionsgrößen variieren können.

Geröstete Paprika-Tomaten-Bisque:

- Vorbereitungszeit: 15 Minuten

- Kochzeit: 40 Minuten

- Portionen: 4

Zutaten:

- 2 rote Paprika

- 4 mittelgroße Tomaten

- 1 Zwiebel, gehackt

- 2 Knoblauchzehen, gehackt

- 2 Esslöffel Olivenöl

- 4 Tassen Gemüse- oder Hühnerbrühe

- 1/2 Tasse Sahne

- Salz und Pfeffer nach Geschmack

- Optionale Toppings: ein Klecks Sauerrahm oder griechischer Joghurt, frisch gehackter Basilikum oder Petersilie

Richtungen:

1. Heizen Sie den Ofen auf 200 °C (400 °F) vor.

2. Die roten Paprika halbieren und Kerne und Stiele entfernen. Zusammen mit den ganzen Tomaten auf ein Backblech legen. Mit Olivenöl beträufeln und mit Salz und Pfeffer bestreuen.

3. Rösten Sie die Paprika und Tomaten im vorgeheizten Ofen etwa 25–30 Minuten lang oder bis die Schalen verkohlt sind und Blasen bilden.

4. Das Backblech aus dem Ofen nehmen und die Paprika und Tomaten etwas abkühlen lassen. Von den Paprika und Tomaten die Schale abziehen.

5. In einem großen Topf das Olivenöl bei mittlerer Hitze erhitzen. Die gehackte Zwiebel und den gehackten Knoblauch dazugeben und anbraten, bis sie glasig werden und duften.

6. Die gerösteten Paprika und Tomaten zusammen mit der Gemüse- oder Hühnerbrühe in den Topf geben. Die Mischung zum Kochen bringen,

dann die Hitze reduzieren, den Topf abdecken und etwa 15 Minuten köcheln lassen, damit sich die Aromen vermischen.

7. Verwenden Sie einen Stabmixer oder geben Sie die Mischung portionsweise in einen Mixer, um die Suppe zu einer glatten Masse zu pürieren.

8. Geben Sie die pürierte Suppe zurück in den Topf und rühren Sie die Sahne ein. Bei schwacher Hitze noch einige Minuten erhitzen, dabei gelegentlich umrühren. Mit Salz und Pfeffer abschmecken.

9. Servieren Sie die geröstete rote Paprika und Tomatencremesuppe heiß, garniert mit einem Klecks saurer Sahne oder griechischem Joghurt und nach Wunsch mit frisch gehacktem Basilikum oder Petersilie.

Nährwert: (pro Portion – ohne Toppings)

- Kalorien: 180

- Fett: 13g

- Kohlenhydrate: 15g

- Faser: 3g

- Protein: 4g

Brokkoli-Cheddar-Püree:

- Vorbereitungszeit: 10 Minuten

- Kochzeit: 15 Minuten

- Portionen: 4

Zutaten:

- 2 Tassen Brokkoliröschen

- 1 kleine Zwiebel, gehackt

- 2 Knoblauchzehen, gehackt

- 2 Esslöffel Butter

- 2 Tassen Gemüse- oder Hühnerbrühe

- 1 Tasse geriebener Cheddar-Käse

- Salz und Pfeffer nach Geschmack

Richtungen:

1. In einem mittelgroßen Topf die Butter bei mittlerer Hitze schmelzen. Die gehackte Zwiebel und den gehackten Knoblauch dazugeben und anbraten, bis sie glasig werden und duften.

2. Geben Sie die Brokkoliröschen zusammen mit der Gemüse- oder Hühnerbrühe in den Topf. Die Mischung zum Kochen bringen, dann die Hitze reduzieren, den Topf abdecken und etwa 10–12 Minuten köcheln lassen, bis der Brokkoli weich ist.

3. Verwenden Sie einen Stabmixer oder geben Sie die Mischung portionsweise in einen Mixer, um die Suppe zu einer glatten Masse zu pürieren.

4. Geben Sie die pürierte Suppe zurück in den Topf und rühren Sie den geriebenen Cheddar-Käse unter. Bei schwacher Hitze erhitzen, bis der Käse geschmolzen und in die Suppe eingearbeitet ist.

5. Mit Salz und Pfeffer abschmecken.

6. Das Brokkoli-Cheddar-Püree heiß servieren.

Nährwert: (pro Portion)

- Kalorien: 200

- Fett: 15g

- Kohlenhydrate: 8g

- Ballaststoffe: 2g

- Protein: 9g

Wohltuende Pilzcremesuppe:

- Vorbereitungszeit: 10 Minuten

- Kochzeit: 25 Minuten

- Portionen: 4

Zutaten:

- 16 Unzen Pilze, in Scheiben geschnitten

- 1 Zwiebel, gehackt

- 2 Knoblauchzehen, gehackt

- 2 Esslöffel Butter

- 4 Tassen Gemüse- oder Hühnerbrühe

- 1 Tasse Sahne

- 2 Esslöffel Allzweckmehl (optional, zum Andicken)

- Salz und Pfeffer nach Geschmack

- Optionale Beläge: sautierte Pilze, gehackte frische Petersilie

Richtungen:

1. In einem großen Topf die Butter bei mittlerer Hitze schmelzen. Die gehackte Zwiebel und den gehackten Knoblauch dazugeben und anbraten, bis sie glasig werden und duften.

2. Geben Sie die geschnittenen Pilze in den Topf und kochen Sie sie unter gelegentlichem Rühren, bis sie ihre Feuchtigkeit abgeben und zart werden. Dies sollte etwa 8-10 Minuten dauern.

3. Mit der Gemüse- oder Hühnerbrühe aufgießen und die Mischung zum Kochen bringen. Lassen Sie es etwa 10 Minuten lang köcheln, damit sich die Aromen entfalten können.

4. Verwenden Sie einen Stabmixer oder geben Sie die Mischung portionsweise in einen Mixer, um die Suppe zu einer glatten Masse zu pürieren. Wenn Sie eine klobigere Konsistenz bevorzugen, können Sie diesen Schritt überspringen und einige Pilzstücke übrig lassen.

5. Geben Sie die pürierte Suppe zurück in den Topf und rühren Sie die Sahne unter. Wenn Sie eine dickere Konsistenz bevorzugen, können Sie 2 Esslöffel Allzweckmehl mit etwas Wasser zu einer Brei verrühren und diese in die Suppe geben. Weitere 5 Minuten unter ständigem Rühren kochen, bis die Suppe eindickt.

6. Mit Salz und Pfeffer abschmecken.

7. Servieren Sie die wohltuende Pilzcremesuppe heiß, garniert mit sautierten Pilzen und nach Wunsch gehackter frischer Petersilie.

Nährwert: (pro Portion – ohne Toppings)

- Kalorien: 240

- Fett: 20g

- Kohlenhydrate: 11g

- Ballaststoffe: 2g

- Protein: 5g

Cremiges Spargel-Parmesan-Püree:

- Vorbereitungszeit: 10 Minuten

- Kochzeit: 20 Minuten

- Portionen: 4

Zutaten:

- 1 Bund Spargel, Enden abgeschnitten und in 2,5 cm große Stücke geschnitten

- 1 kleine Zwiebel, gehackt

- 2 Knoblauchzehen, gehackt

- 2 Esslöffel Butter

- 4 Tassen Gemüse- oder Hühnerbrühe

- 1/2 Tasse geriebener Parmesankäse

- 1/4 Tasse Sahne

- Salz und Pfeffer nach Geschmack

Richtungen:

1. In einem mittelgroßen Topf die Butter bei mittlerer Hitze schmelzen. Die gehackte Zwiebel und den gehackten Knoblauch dazugeben und anbraten, bis sie glasig werden und duften.

2. Die Spargelstücke in den Topf geben und etwa 5 Minuten anbraten, bis sie leicht zart sind.

3. Mit der Gemüse- oder Hühnerbrühe aufgießen und die Mischung zum Kochen bringen. Lassen Sie es etwa 10–12 Minuten lang köcheln oder bis der Spargel vollständig gekocht und zart ist.

4. Verwenden Sie einen Stabmixer oder geben Sie die Mischung portionsweise in einen Mixer, um die Suppe zu einer glatten Masse zu pürieren.

5. Geben Sie die pürierte Suppe zurück in den Topf und rühren Sie den geriebenen Parmesankäse und die Sahne unter. Bei schwacher Hitze erhitzen, bis der Käse geschmolzen und in die Suppe eingearbeitet ist.

6. Mit Salz und Pfeffer abschmecken.

7. Das cremige Spargel-Parmesan-Püree heiß servieren.

Nährwert: (pro Portion)

- Kalorien: 180

- Fett: 13g

- Kohlenhydrate: 8g

- Faser: 3g

- Protein: 8g

Süßes und herzhaftes Kürbispüree:

- Vorbereitungszeit: 10 Minuten

- Kochzeit: 25 Minuten

- Portionen: 4

Zutaten:

- 2 Tassen Kürbispüree (aus der Dose oder selbstgemacht)

- 1 kleine Zwiebel, gehackt

- 2 Knoblauchzehen, gehackt

- 2 Esslöffel Butter

- 4 Tassen Gemüse- oder Hühnerbrühe

- 1/2 Tasse Kokosmilch (oder Sahne)

- 1 Esslöffel Ahornsirup (optional, für die Süße)

- 1/2 Teelöffel gemahlener Zimt

- 1/4 Teelöffel gemahlene Muskatnuss

- Salz und Pfeffer nach Geschmack

- Optionale Toppings: geröstete Kürbiskerne, ein Schuss Kokosmilch, gehackter frischer Schnittlauch

Richtungen:

1. In einem großen Topf die Butter bei mittlerer Hitze schmelzen. Die gehackte Zwiebel und den gehackten Knoblauch dazugeben und anbraten, bis sie glasig werden und duften.

2. Das Kürbispüree in den Topf geben und gut umrühren, um es mit der Zwiebel und dem Knoblauch zu vermischen.

3. Mit der Gemüse- oder Hühnerbrühe aufgießen und die Mischung zum Kochen bringen. Lassen Sie es etwa 10–12 Minuten köcheln, damit sich die Aromen entfalten können.

4. Kokosmilch (oder Sahne), Ahornsirup (falls verwendet), gemahlenen Zimt und gemahlene Muskatnuss einrühren. Weitere 5 Minuten weiterkochen.

5. Mit Salz und Pfeffer abschmecken.

6. Servieren Sie das süße und herzhafte Kürbispüree heiß, garniert mit gerösteten Kürbiskernen, einem Schuss Kokosmilch und nach Wunsch gehacktem frischem Schnittlauch.

Nährwert: (pro Portion – ohne Toppings)

- Kalorien: 180

- Fett: 11g

- Kohlenhydrate: 19g

- Faser: 4g

- Protein: 4g

Cremiges Spinat-Ricotta-Püree:

- Vorbereitungszeit: 10 Minuten

- Kochzeit: 15 Minuten

- Portionen: 4

Zutaten:

- 1 Pfund frische Spinatblätter

- 1 kleine Zwiebel, gehackt

- 2 Knoblauchzehen, gehackt

- 2 Esslöffel Olivenöl

- 1 Tasse Ricotta-Käse

- 4 Tassen Gemüse- oder Hühnerbrühe

- Salz und Pfeffer nach Geschmack

- Optionale Beläge: geriebener Parmesankäse, ein Schuss Olivenöl

Richtungen:

1. In einem großen Topf das Olivenöl bei mittlerer Hitze erhitzen. Die gehackte Zwiebel und den gehackten Knoblauch dazugeben und anbraten, bis sie glasig werden und duften.

2. Geben Sie die frischen Spinatblätter in den Topf und kochen Sie sie unter gelegentlichem Rühren, bis sie zusammengefallen sind. Dies sollte etwa 5 Minuten dauern.

3. Mit der Gemüse- oder Hühnerbrühe aufgießen und die Mischung zum Kochen bringen. Lassen Sie es etwa 5–7 Minuten köcheln, damit sich die Aromen vermischen.

4. Verwenden Sie einen Stabmixer oder geben Sie die Mischung portionsweise in einen Mixer, um die Suppe zu einer glatten Masse zu pürieren.

5. Geben Sie die pürierte Suppe zurück in den Topf und rühren Sie den Ricotta-Käse unter. Bei schwacher Hitze erhitzen, bis der Käse geschmolzen und in die Suppe eingearbeitet ist.

6. Mit Salz und Pfeffer abschmecken.

7. Das cremige Spinat-Ricotta-Püree heiß servieren, garniert mit geriebenem Parmesan und nach Wunsch mit einem Schuss Olivenöl.

Nährwert: (pro Portion – ohne Toppings)

- Kalorien: 220

- Fett: 16g

- Kohlenhydrate: 10g

- Faser: 3g

- Protein: 12g

Cremiges Süßkartoffelpüree:

- Vorbereitungszeit: 10 Minuten

- Kochzeit: 25 Minuten

- Portionen: 4

Zutaten:

- 2 große Süßkartoffeln, geschält und gewürfelt

- 1 kleine Zwiebel, gehackt

- 2 Knoblauchzehen, gehackt

- 2 Esslöffel Butter

- 4 Tassen Gemüse- oder Hühnerbrühe

- 1/2 Tasse Kokosmilch (oder Sahne)

- 1/2 Teelöffel gemahlener Zimt

- 1/4 Teelöffel gemahlene Muskatnuss

- Salz und Pfeffer nach Geschmack

- Optionale Toppings: geröstete Pekannüsse, eine Prise Zimt

Richtungen:

1. In einem mittelgroßen Topf die Butter bei mittlerer Hitze schmelzen. Die gehackte Zwiebel und den gehackten Knoblauch dazugeben und anbraten, bis sie glasig werden und duften.

2. Die gewürfelten Süßkartoffeln in den Topf geben und etwa 5 Minuten kochen lassen, dabei gelegentlich umrühren.

3. Mit der Gemüse- oder Hühnerbrühe aufgießen und die Mischung zum Kochen bringen. Lassen Sie es etwa 15–20 Minuten lang köcheln, bis die Süßkartoffeln gabelweich sind.

4. Verwenden Sie einen Stabmixer oder geben Sie die Mischung portionsweise in einen Mixer, um die Suppe zu einer glatten Masse zu pürieren.

5. Geben Sie die pürierte Suppe zurück in den Topf und rühren Sie Kokosmilch (oder Sahne), gemahlenen Zimt und gemahlene Muskatnuss hinein. Bei schwacher Hitze noch einige Minuten erhitzen, dabei gelegentlich umrühren.

6. Mit Salz und Pfeffer abschmecken.

7. Servieren Sie das cremige Süßkartoffelpüree heiß, garniert mit gerösteten Pekannüssen und nach Wunsch mit einer Prise Zimt.

Nährwert: (pro Portion – ohne Toppings)

- Kalorien: 250

- Fett: 12g

- Kohlenhydrate: 33g

- Ballaststoffe: 5 g

- Protein: 4g

Glatte Erbsen-Minz-Suppe:

- Vorbereitungszeit: 10 Minuten

- Kochzeit: 15 Minuten

- Portionen: 4

Zutaten:

- 2 Tassen gefrorene Erbsen

- 1 kleine Zwiebel, gehackt

- 2 Knoblauchzehen, gehackt

- 2 Esslöffel Butter

- 4 Tassen Gemüse- oder Hühnerbrühe

- 1/4 Tasse frische Minzblätter

- 1/4 Tasse Sahne

- Salz und Pfeffer nach Geschmack

- Optionale Toppings: ein Klecks griechischer Joghurt, frisch gehackte Minze

Richtungen:

1. In einem großen Topf die Butter bei mittlerer Hitze schmelzen. Die gehackte Zwiebel und den gehackten Knoblauch dazugeben und anbraten, bis sie glasig werden und duften.

2. Geben Sie die gefrorenen Erbsen in den Topf und kochen Sie sie etwa 2–3 Minuten lang, bis sie durchgewärmt sind.

3. Mit der Gemüse- oder Hühnerbrühe aufgießen und die Mischung zum Kochen bringen. Lassen Sie es etwa 5–7 Minuten köcheln, damit sich die Aromen vermischen.

4. Die frischen Minzblätter in den Topf geben und gut umrühren.

5. Verwenden Sie einen Stabmixer oder geben Sie die Mischung portionsweise in einen Mixer, um die Suppe zu einer glatten Masse zu pürieren.

6. Geben Sie die pürierte Suppe zurück in den Topf und rühren Sie die Sahne unter. Bei schwacher Hitze noch einige Minuten erhitzen, dabei gelegentlich umrühren.

7. Mit Salz und Pfeffer abschmecken.

8. Servieren Sie die glatte Erbsen-Minz-Suppe heiß und garnieren Sie sie nach Wunsch mit einem Klecks griechischem Joghurt und frisch gehackter Minze.

Nährwert: (pro Portion – ohne Toppings)

- Kalorien: 180

- Fett: 10g

- Kohlenhydrate: 18g

- Ballaststoffe: 5 g

- Protein: 6g

- Vorbereitungszeit: 10 Minuten

- Kochzeit: 0 Minuten

- Portionen: 4

Zutaten:

- 2 reife Avocados, entkernt und geschält

- 1 große Gurke, geschält und gehackt

- 1/4 Tasse frische Korianderblätter

- 2 Esslöffel Limettensaft

- 1 Tasse Gemüse- oder Hühnerbrühe

- Salz und Pfeffer nach Geschmack

- Optionale Toppings: Gurkenwürfel, gehackter Koriander

Richtungen:

1. In einem Mixer oder einer Küchenmaschine die reifen Avocados, die gehackte Gurke, die frischen Korianderblätter, den Limettensaft und die Gemüse- oder Hühnerbrühe vermischen.

2. Mixen, bis eine glatte und cremige Masse entsteht.

3. Mit Salz und Pfeffer abschmecken.

4. Das cremige Avocado-Gurken-Püree gekühlt oder bei Zimmertemperatur servieren.

5. Nach Belieben mit Gurkenwürfeln und gehacktem Koriander garnieren.

Nährwert: (pro Portion – ohne Toppings)

- Kalorien: 200

- Fett: 16g

- Kohlenhydrate: 14g

- Faser: 9g

- Protein: 4g

Cremige Zucchini-Basilikum-Suppe:

- Vorbereitungszeit: 10 Minuten

- Kochzeit: 20 Minuten

- Portionen: 4

Zutaten:

- 2 mittelgroße Zucchini, gehackt

- 1 kleine Zwiebel, gehackt

- 2 Knoblauchzehen, gehackt

- 2 Esslöffel Olivenöl

- 4 Tassen Gemüse- oder Hühnerbrühe

- 1/2 Tasse frische Basilikumblätter

- 1/2 Tasse Sahne

- Salz und Pfeffer nach Geschmack

- Optionale Toppings: ein Schuss Olivenöl, frische Basilikumblätter

Richtungen:

1. In einem großen Topf das Olivenöl bei mittlerer Hitze erhitzen. Die gehackte Zwiebel und den gehackten Knoblauch dazugeben und anbraten, bis sie glasig werden und duften.

2. Die gehackten Zucchini in den Topf geben und etwa 5 Minuten kochen, bis sie leicht weich sind.

3. Mit der Gemüse- oder Hühnerbrühe aufgießen und die Mischung zum Kochen bringen. Lassen Sie es etwa 10–15 Minuten köcheln, bis die Zucchini weich sind.

4. Die frischen Basilikumblätter in den Topf geben und gut umrühren.

5. Verwenden Sie einen Stabmixer oder geben Sie die Mischung portionsweise in einen Mixer, um die Suppe zu einer glatten Masse zu pürieren.

6. Geben Sie die pürierte Suppe zurück in den Topf und rühren Sie die Sahne unter. Bei schwacher Hitze noch einige Minuten erhitzen, dabei gelegentlich umrühren.

7. Mit Salz und Pfeffer abschmecken.

8. Servieren Sie die cremige Zucchini-Basilikum-Suppe heiß und garnieren Sie sie nach Belieben mit einem Schuss Olivenöl und frischen Basilikumblättern.

Nährwert: (pro Portion – ohne Toppings)

- Kalorien: 220

- Fett: 18g

- Kohlenhydrate: 10g

- Ballaststoffe: 2g

- Protein: 4g

Püree aus geröstetem Knoblauch und weißen Bohnen:

- Vorbereitungszeit: 10 Minuten

- Kochzeit: 45 Minuten

- Portionen: 4

Zutaten:

- 1 ganze Knoblauchzehe

- 2 Esslöffel Olivenöl

- 1 Dose (15 Unzen) weiße Bohnen, abgetropft und abgespült

- 2 Esslöffel Zitronensaft

- 1/4 Tasse frische Petersilie, gehackt

- Salz und Pfeffer nach Geschmack

- Optionale Toppings: etwas Olivenöl, gehackte Petersilie

Richtungen:

1. Heizen Sie den Ofen auf 200 °C (400 °F) vor.

2. Schneiden Sie die Oberseite der Knoblauchzehe ab, um die Zehen freizulegen. Den Knoblauch auf ein Stück Alufolie legen und mit Olivenöl beträufeln. Wickeln Sie den Knoblauch fest in die Folie.

3. Rösten Sie den Knoblauch im vorgeheizten Ofen etwa 30–40 Minuten lang oder bis die Zehen weich und goldbraun sind.

4. Lassen Sie den gerösteten Knoblauch etwas abkühlen und drücken Sie dann die Zehen aus ihrer Schale und geben Sie sie in einen Mixer oder eine Küchenmaschine.

5. Geben Sie die weißen Bohnen, den Zitronensaft und die frische Petersilie in den Mixer oder die Küchenmaschine. Mixen, bis eine glatte und cremige Masse entsteht.

6. Das Püree mit Salz und Pfeffer abschmecken.

7. Das Püree aus geröstetem Knoblauch und weißen Bohnen warm oder bei Zimmertemperatur servieren.

8. Nach Belieben mit einem Schuss Olivenöl und gehackter Petersilie garnieren.

Nährwert: (pro Portion – ohne Toppings)

- Kalorien: 180

Fett: 7g

- Kohlenhydrate: 24g

- Faser: 6g

- Protein: 8g

- Vorbereitungszeit: 10 Minuten

- Kochzeit: 35 Minuten

- Portionen: 4

Zutaten:

- 4 mittelgroße Rote Bete, geschält und gehackt

- 1 kleine Zwiebel, gehackt

- 2 Knoblauchzehen, gehackt

- 2 Esslöffel Butter

- 4 Tassen Gemüse- oder Hühnerbrühe

- 1/4 Tasse Sauerrahm

- Salz und Pfeffer nach Geschmack

- Optionale Toppings: ein Klecks Sauerrahm, frischer Dill

Richtungen:

1. In einem großen Topf die Butter bei mittlerer Hitze schmelzen. Die gehackte Zwiebel und den gehackten Knoblauch dazugeben und anbraten, bis sie glasig werden und duften.

2. Die gehackten Roten Beten in den Topf geben und etwa 5 Minuten kochen lassen, dabei gelegentlich umrühren.

3. Mit der Gemüse- oder Hühnerbrühe aufgießen und die Mischung zum Kochen bringen. Lassen Sie es etwa 25–30 Minuten köcheln, bis die Rote Bete gabelweich ist.

4. Verwenden Sie einen Stabmixer oder geben Sie die Mischung portionsweise in einen Mixer, um die Suppe zu einer glatten Masse zu pürieren.

5. Geben Sie die pürierte Suppe zurück in den Topf und rühren Sie die saure Sahne unter. Bei schwacher Hitze noch einige Minuten erhitzen, dabei gelegentlich umrühren.

6. Mit Salz und Pfeffer abschmecken.

7. Das cremige Rote-Bete-Püree heiß servieren, nach Wunsch mit einem Klecks Sauerrahm und frischem Dill garniert.

Nährwert: (pro Portion – ohne Toppings)

- Kalorien: 160

- Fett: 8g

- Kohlenhydrate: 20g

- Ballaststoffe: 5 g

- Protein: 4g

Glattes Linsen-Dal:

- Vorbereitungszeit: 10 Minuten

- Kochzeit: 40 Minuten

- Portionen: 4

Zutaten:

- 1 Tasse rote Linsen

- 1 kleine Zwiebel, gehackt

- 2 Knoblauchzehen, gehackt

- 1 Esslöffel Olivenöl

- 1 Teelöffel gemahlener Kreuzkümmel

- 1 Teelöffel gemahlener Koriander

- 1/2 Teelöffel gemahlener Kurkuma

- 4 Tassen Gemüse- oder Hühnerbrühe

- 1/4 Tasse Kokosmilch (optional)

- Salz und Pfeffer nach Geschmack

- Optionale Toppings: gehackter Koriander, ein Spritzer Zitronensaft

Richtungen:

1. Spülen Sie die roten Linsen unter kaltem Wasser ab, bis das Wasser klar ist.

2. In einem großen Topf das Olivenöl bei mittlerer Hitze erhitzen. Die gehackte Zwiebel und den gehackten Knoblauch dazugeben und anbraten, bis sie glasig werden und duften.

3. Geben Sie die abgespülten Linsen, den gemahlenen Kreuzkümmel, den gemahlenen Koriander und die gemahlene Kurkuma in den Topf. Gut umrühren, damit die Linsen mit den Gewürzen bedeckt sind.

4. Mit der Gemüse- oder Hühnerbrühe aufgießen und die Mischung zum Kochen bringen. Reduzieren Sie die Hitze und lassen Sie es etwa 30 Minuten lang köcheln, bis die Linsen weich und zart sind.

5. Verwenden Sie einen Stabmixer oder geben Sie die Mischung portionsweise in einen Mixer, um die Suppe zu einer glatten Masse zu pürieren.

6. Geben Sie die pürierte Suppe zurück in den Topf und rühren Sie bei Bedarf die Kokosmilch ein. Bei schwacher Hitze noch einige Minuten erhitzen, dabei gelegentlich umrühren.

7. Mit Salz und Pfeffer abschmecken.

8. Servieren Sie das glatte Linsen-Dal heiß, garniert mit gehacktem Koriander und einem Spritzer Zitronensaft, falls gewünscht

Cremiges Hühner- und Gemüsepüree:

- Vorbereitungszeit: 15 Minuten

- Kochzeit: 25 Minuten

- Portionen: 4

Zutaten:

- 2 Hähnchenbrüste ohne Knochen und Haut, in kleine Stücke geschnitten

- 1 Esslöffel Olivenöl

- 1 kleine Zwiebel, gehackt

- 2 Knoblauchzehen, gehackt

- 2 Karotten, geschält und gehackt

- 2 Selleriestangen, gehackt

- 4 Tassen Hühnerbrühe

- 1 Tasse gefrorene Erbsen

- 1/2 Tasse Sahne

- Salz und Pfeffer nach Geschmack

- Optionale Beläge: gehackte Petersilie, geriebener Parmesan

Richtungen:

1. In einem großen Topf das Olivenöl bei mittlerer Hitze erhitzen. Die gehackte Zwiebel und den gehackten Knoblauch dazugeben und anbraten, bis sie glasig werden und duften.

2. Die Hähnchenstücke in den Topf geben und kochen, bis sie von allen Seiten gebräunt sind.

3. Die gehackten Karotten und den Sellerie in den Topf geben und einige Minuten kochen lassen, bis sie weich werden.

4. Mit der Hühnerbrühe aufgießen und die Mischung zum Kochen bringen. Reduzieren Sie die Hitze und lassen Sie es etwa 15 Minuten lang köcheln, bis das Huhn gar und das Gemüse zart ist.

5. Die gefrorenen Erbsen einrühren und weitere 2-3 Minuten kochen lassen, bis sie durchgewärmt sind.

6. Verwenden Sie einen Stabmixer oder geben Sie die Mischung portionsweise in einen Mixer, um die Suppe zu einer glatten Masse zu pürieren.

7. Geben Sie die pürierte Suppe zurück in den Topf und rühren Sie die Sahne unter. Bei schwacher Hitze noch einige Minuten erhitzen, dabei gelegentlich umrühren.

8. Mit Salz und Pfeffer abschmecken.

9. Das cremige Hähnchen-Gemüse-Püree heiß servieren, nach Wunsch mit gehackter Petersilie und geriebenem Parmesan garnieren.

Nährwert: (pro Portion – ohne Toppings)

- Kalorien: 280

- Fett: 14g

- Kohlenhydrate: 16g

- Faser: 3g

- Protein: 22g

Cremiges Mango-Bananen-Püree:

- Vorbereitungszeit: 5 Minuten

- Portionen: 2

Zutaten:

- 1 reife Mango, geschält und gewürfelt

- 1 reife Banane, geschält und in Scheiben geschnitten

- 1/2 Tasse griechischer Naturjoghurt

- 1 Esslöffel Honig (optional)

- 1/2 Teelöffel Vanilleextrakt (optional)

- Optionale Beläge: Mangoscheiben, Bananenscheiben, Kokosraspeln

Richtungen:

1. Geben Sie die gewürfelte Mango, die geschnittene Banane, den griechischen Joghurt, den Honig (falls verwendet) und den Vanilleextrakt (falls verwendet) in einen Mixer oder eine Küchenmaschine.

2. Mischen Sie die Zutaten, bis sie glatt und cremig sind.

3. Abschmecken und die Süße bei Bedarf mit mehr Honig anpassen.

4. Das cremige Mango- und Bananenpüree in Servierschüsseln füllen.

5. Nach Belieben mit Mangoscheiben, Bananenscheiben und Kokosraspeln garnieren.

6. Das Püree gekühlt servieren.

Nährwert: (pro Portion – ohne Toppings)

- Kalorien: 180

- Fett: 1g

- Kohlenhydrate: 42g

- Faser: 4g

- Protein: 9g

Kapitel 3:

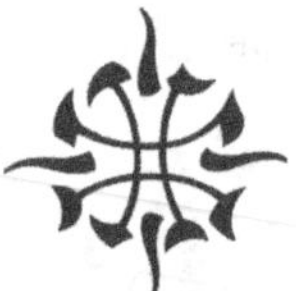

WEICHE UND ZARTE GERICHTE

Zarter, langsam gegarter Schmorbraten

Zubereitungszeit: 15 Minuten

Kochzeit: 8 Stunden (Slow Cooker)

Portionen:6

Zutaten:

- 3 Pfund Rinderhackbraten

- 1 Esslöffel Olivenöl

- 1 Zwiebel, in Scheiben geschnitten

- 3 Karotten, geschält und in Stücke geschnitten

- 3 Kartoffeln, geschält und in Stücke geschnitten

- 2 Tassen Rinderbrühe

- 2 Esslöffel Tomatenmark

- 2 Teelöffel Worcestershire-Sauce

- 2 Knoblauchzehen, gehackt

- 1 Teelöffel getrockneter Thymian

- 1 Teelöffel getrockneter Rosmarin

- Salz und Pfeffer nach Geschmack

Richtungen:

1. Den Braten mit Salz und Pfeffer würzen. In einer großen Pfanne Olivenöl bei mittlerer bis hoher Hitze erhitzen und den Braten von allen Seiten anbraten.

2. Legen Sie die geschnittenen Zwiebeln, Karotten und Kartoffeln auf den Boden eines Slow Cookers. Den gebräunten Braten darauflegen.

3. In einer Schüssel Rinderbrühe, Tomatenmark, Worcestershire-Sauce, Knoblauch, Thymian und Rosmarin vermischen. Über den Braten gießen.

4. Abdecken und 8 Stunden lang auf niedriger Stufe garen, oder bis das Fleisch zart ist und sich leicht zerteilen lässt.

5. Braten und Gemüse aus dem Slow Cooker nehmen. Lassen Sie das Fleisch einige Minuten ruhen, bevor Sie es in Scheiben schneiden. Mit dem gekochten Gemüse und der Soße servieren.

Nährwert (pro Portion):

- Kalorien: 400

- Protein: 35g

- Kohlenhydrate: 20g

- Fett: 20g

- Faser: 3g

- Natrium: 600 mg

Weiche und flauschige Rühreier

Zubereitungszeit: 5 Minuten

Kochzeit: 5 Minuten

Portionen: 2

Zutaten:

- 4 große Eier

- 2 Esslöffel Milch oder Sahne

- 1 Esslöffel Butter

- Salz und Pfeffer nach Geschmack

- Frischer Schnittlauch oder Petersilie zum Garnieren (optional)

Richtungen:

1. In einer Schüssel Eier, Milch, Salz und Pfeffer verquirlen, bis alles gut vermischt ist.

2. Eine beschichtete Pfanne bei mittlerer bis niedriger Hitze erhitzen und Butter hinzufügen.

3. Gießen Sie die Eiermischung in die Pfanne. Lassen Sie es einige Sekunden ruhen, bis die Ränder fest werden.

4. Rühren Sie die Eier vorsichtig mit einem Spatel um und bewegen Sie sie dabei vom Rand zur Mitte hin. Fahren Sie fort, bis die Eier weich gerührt und leicht flüssig sind.

5. Sofort vom Herd nehmen, um ein Überkochen zu vermeiden. Nach Belieben mit frischem Schnittlauch oder Petersilie garnieren und warm servieren.

Nährwerte (pro Portion):

- Kalorien: 180

- Protein: 12g

- Kohlenhydrate: 1g

- Fett: 14g

- Faser: 0g

- Natrium: 200 mg

Saftiger und zarter gebackener Lachs

Zubereitungszeit: 10 Minuten

Kochzeit: 20 Minuten

Portionen: 4

Zutaten:

- 4 Lachsfilets

- 2 Esslöffel Olivenöl

- 1 Zitrone, in dünne Scheiben geschnitten

- 2 Knoblauchzehen, gehackt

- 1 Teelöffel getrockneter Dill

- Salz und Pfeffer nach Geschmack

Richtungen:

1. Backofen auf 375 °F (190 °C) vorheizen. Ein Backblech mit Backpapier auslegen.

2. Lachsfilets auf das vorbereitete Backblech legen. Mit Olivenöl beträufeln und mit Knoblauch, Dill, Salz und Pfeffer bestreuen.

3. Jedes Filet mit Zitronenscheiben belegen.

4. Mit einer Gabel 15–20 Minuten backen oder bis sich der Lachs leicht zersplittern lässt.

5. Sofort mit den Beilagen Ihrer Wahl servieren.

Nährwert (pro Portion):

- Kalorien: 300

- Protein: 25g

- Kohlenhydrate: 1g

- Fett: 21g

- Faser: 0g

- Natrium: 300 mg

Zarte Fleischbällchen in Tomatensauce

Zubereitungszeit: 20 Minuten

Kochzeit: 30 Minuten

Portionen: 4

Zutaten:

- 1 Pfund Rinderhackfleisch

- 1/2 Tasse Semmelbrösel

- 1/4 Tasse geriebener Parmesankäse

- 1 Ei

- 2 Knoblauchzehen, gehackt

- 2 Esslöffel frische Petersilie, gehackt

- 1 Teelöffel Salz

- 1/2 Teelöffel schwarzer Pfeffer

- 2 Tassen Marinara-Sauce

- 1 Esslöffel Olivenöl

Richtungen:

1. In einer großen Schüssel Rinderhackfleisch, Semmelbrösel, Parmesankäse, Ei, Knoblauch, Petersilie, Salz und Pfeffer vermischen. Mischen, bis alles gut vermischt ist.

2. Aus der Mischung kleine Fleischbällchen formen (ca. 2,5 cm Durchmesser).

3. In einer großen Pfanne Olivenöl bei mittlerer Hitze erhitzen. Die Fleischbällchen dazugeben und anbraten, bis sie von allen Seiten braun sind.

4. Marinara-Sauce über die Fleischbällchen gießen. Reduzieren Sie die Hitze auf eine niedrige Stufe, decken Sie sie ab und lassen Sie sie 20–25 Minuten köcheln, bis die Fleischbällchen gar sind.

5. Fleischbällchen mit Soße über Nudeln oder mit einer Beilage Brot servieren.

Nährwert (pro Portion):

- Kalorien: 350

- Protein: 20g

- Kohlenhydrate: 15g

- Fett: 22g

- Faser: 3g

- Natrium: 800 mg

Weiche und cremige Makkaroni und Käse

Zubereitungszeit: 10 Minuten

Kochzeit: 25 Minuten

Portionen: 4

Zutaten:

- 2 Tassen Makkaroni

- 4 Esslöffel Butter

- 4 Esslöffel Allzweckmehl

- 2 Tassen Milch

- 2 Tassen geriebener Cheddar-Käse

- 1/2 Teelöffel Salz

- 1/4 Teelöffel schwarzer Pfeffer

- 1/4 Teelöffel Knoblauchpulver (optional)

Richtungen:

1. Makkaroni nach Packungsanleitung zubereiten. Abtropfen lassen und beiseite stellen.

2. In einem Topf Butter bei mittlerer Hitze schmelzen. Mehl einrühren und 1-2 Minuten kochen lassen, bis eine glatte und sprudelnde Masse entsteht.

3. Nach und nach Milch unter ständigem Rühren hinzufügen, bis die Mischung eindickt.

4. Käse, Salz, Pfeffer und Knoblauchpulver hinzufügen. Rühren, bis der Käse geschmolzen und die Sauce glatt ist.

5. Die Käsesauce mit den gekochten Makkaroni vermischen. Gut vermischen und warm servieren.

Nährwerte (pro Portion):

- Kalorien: 450

- Protein: 16g

- Kohlenhydrate: 48g

- Fett: 21g

- Ballaststoffe: 2g

- Natrium: 610 mg

Zartes Hühnchen-Pilz-Risotto

Zubereitungszeit: 15 Minuten

Kochzeit: 30 Minuten

Portionen: 4

Zutaten:

- 2 Esslöffel Olivenöl

- 1 Zwiebel, fein gehackt

- 2 Knoblauchzehen, gehackt

- 1 Tasse Arborio-Reis

- 4 Tassen Hühnerbrühe, erwärmt

- 1 Tasse gekochte Hähnchenbrust, gewürfelt

- 1 Tasse geschnittene Champignons

- 1/2 Tasse geriebener Parmesankäse

- 2 Esslöffel Butter

- Salz und Pfeffer nach Geschmack

- Frische Petersilie zum Garnieren

Richtungen:

1. Olivenöl in einem großen Topf bei mittlerer Hitze erhitzen. Zwiebel und Knoblauch dazugeben und glasig dünsten.

2. Arborio-Reis hinzufügen und unter Rühren 2-3 Minuten kochen, bis er leicht geröstet ist.

3. Geben Sie nach und nach warme Hühnerbrühe hinzu, eine Kelle nach der anderen, und rühren Sie dabei ständig um, bis jede Zugabe aufgesogen ist, bevor Sie die nächste hinzufügen.

4. Nach etwa 20 Minuten das Hähnchen und die Pilze hinzufügen. Weiter kochen, bis der Reis zart und cremig ist.

5. Parmesankäse und Butter unterrühren. Mit Salz und Pfeffer würzen.

6. Mit frischer Petersilie garnieren und servieren.

Nährwerte (pro Portion):

- Kalorien: 400

- Protein: 20g

- Kohlenhydrate: 50g

- Fett: 15g

- Ballaststoffe: 2g

- Natrium: 600 mg

<hr>

Leicht zu schluckender Hackbraten

Zubereitungszeit: 15 Minuten

Kochzeit: 1 Stunde

Portionen: 4

Zutaten:

- 1 Pfund Rinderhackfleisch

- 1/2 Tasse Semmelbrösel

- 1/2 Tasse Milch

- 1 Ei

- 1 kleine Zwiebel, fein gehackt

- 2 Knoblauchzehen, gehackt

- 1/4 Tasse Ketchup

- 1 Esslöffel Worcestershire-Sauce

- 1 Teelöffel Salz

- 1/2 Teelöffel schwarzer Pfeffer

- 1/4 Tasse geriebener Parmesankäse (optional)

Richtungen:

1. Backofen auf 350 °F (175 °C) vorheizen.

2. In einer großen Schüssel alle Zutaten vermischen. Mischen, bis alles gut vermischt ist.

3. Aus der Masse einen Laib formen und in eine Auflaufform legen.

4. 1 Stunde lang backen oder bis die Innentemperatur 71 °C (160 °F) erreicht.

5. Vor dem Schneiden und Servieren 10 Minuten ruhen lassen.

Nährwerte (pro Portion):

- Kalorien: 350

- Protein: 20g

- Kohlenhydrate: 15g

- Fett: 22g

- Ballaststoffe: 1g

- Natrium: 750 mg

Weiche und zart gebackene Hähnchenbrust

Zubereitungszeit: 10 Minuten

Kochzeit: 25 Minuten

Portionen:4

Zutaten:

- 4 Hähnchenbrustfilets ohne Knochen und Haut

- 2 Esslöffel Olivenöl

- 1 Teelöffel Knoblauchpulver

- 1 Teelöffel Zwiebelpulver

- 1 Teelöffel Paprika

- 1/2 Teelöffel Salz

- 1/2 Teelöffel schwarzer Pfeffer

 Richtungen:

1. Backofen auf 375 °F (190 °C) vorheizen.

2. Hähnchenbrust in eine Auflaufform legen. Mit Olivenöl beträufeln.

3. In einer kleinen Schüssel Knoblauchpulver, Zwiebelpulver, Paprika, Salz und Pfeffer vermischen. Über das Huhn streuen.

4. Decken Sie die Auflaufform mit Folie ab und backen Sie sie 20–25 Minuten lang oder bis das Hähnchen gar ist (Innentemperatur 165 °F oder 74 °C).

5. Vor dem Servieren 5 Minuten ruhen lassen.

Nährwerte (pro Portion):

- Kalorien: 220

- Protein: 26g

- Kohlenhydrate: 1g

- Fett: 12g

- Faser: 0g

- Natrium: 400 mg

Zarter Rindereintopf

Zubereitungszeit: 20 Minuten

Kochzeit: 2 Stunden 30 Minuten

Portionen: 6

Zutaten:

- 2 Pfund Rinderfutter, in 1-Zoll-Würfel geschnitten

- 3 Esslöffel Allzweckmehl

- 2 Esslöffel Olivenöl

- 1 Zwiebel, gehackt

- 3 Knoblauchzehen, gehackt

- 4 Tassen Rinderbrühe

- 1 Tasse Rotwein (optional)

- 4 Karotten, geschält und in Stücke geschnitten

- 4 Kartoffeln, geschält und in Stücke geschnitten

- 2 Selleriestangen, in Scheiben geschnitten

- 2 Esslöffel Tomatenmark

- 1 Teelöffel getrockneter Thymian

- 1 Lorbeerblatt

- Salz und Pfeffer nach Geschmack

- Frische Petersilie zum Garnieren

Richtungen:

1. Die Rindfleischwürfel in Mehl wenden, bis sie gut bedeckt sind.

2. Olivenöl in einem großen Topf bei mittlerer bis hoher Hitze erhitzen. Das Rindfleisch von allen Seiten anbraten, dann herausnehmen und beiseite stellen.

3. In denselben Topf Zwiebel und Knoblauch geben. Kochen, bis es weich ist.

4. Rinderbrühe, Rotwein (falls verwendet), Tomatenmark, Thymian, Lorbeerblatt, Salz und Pfeffer einrühren.

5. Das Rindfleisch wieder in den Topf geben. Karotten, Kartoffeln und Sellerie hinzufügen.

6. Zum Kochen bringen, dann die Hitze auf eine niedrige Stufe reduzieren. Abdecken und etwa 2 Stunden köcheln lassen, oder bis das Rindfleisch zart ist.

7. Lorbeerblatt entfernen, mit Petersilie garnieren und servieren.

Nährwerte (pro Portion):

- Kalorien: 450

- Protein: 30g

- Kohlenhydrate: 30g

- Fett: 20g

- Ballaststoffe: 5 g

- Natrium: 700 mg

Saftige und aromatische Putenfleischbällchen

Zubereitungszeit: 15 Minuten

Kochzeit: 25 Minuten

Portionen: 4

Zutaten:

- 1 Pfund gemahlener Truthahn

- 1/2 Tasse Semmelbrösel

- 1/4 Tasse geriebener Parmesankäse

- 1 Ei

- 2 Knoblauchzehen, gehackt

- 2 Esslöffel frische Petersilie, gehackt

- 1 Teelöffel Salz

- 1/2 Teelöffel schwarzer Pfeffer

- 1/2 Teelöffel getrockneter Oregano

- 1 Esslöffel Olivenöl

Richtungen:

1. Backofen auf 375 °F (190 °C) vorheizen.

2. In einer großen Schüssel Putenhackfleisch, Semmelbrösel, Parmesankäse, Ei, Knoblauch, Petersilie, Salz, Pfeffer und Oregano vermischen. Mischen, bis alles gut vermischt ist.

3. Aus der Mischung kleine Fleischbällchen formen und auf ein mit Backpapier ausgelegtes Backblech legen.

4. Mit Olivenöl beträufeln und 20–25 Minuten backen, oder bis die Fleischbällchen gar und goldbraun sind.

5. Mit Ihrer Lieblingssauce oder über Nudeln servieren.

Nährwerte (pro Portion):

- Kalorien: 250

- Protein: 25g

- Kohlenhydrate: 10g

- Fett: 12g

- Ballaststoffe: 1g

- Natrium: 500 mg

Weiches und cremiges Kartoffelpüree

Zubereitungszeit: 10 Minuten

Kochzeit: 20 Minuten

Portionen: 4

Zutaten:

- 2 Pfund Kartoffeln, geschält und in Stücke geschnitten

- 1/2 Tasse Milch

- 1/4 Tasse Butter

- Salz und Pfeffer nach Geschmack

- Frischer Schnittlauch zum Garnieren (optional)

Richtungen:

1. Kartoffeln in einen großen Topf geben und mit kaltem Wasser bedecken. Zum Kochen bringen und ca. 15–20 Minuten kochen, bis es weich ist.

2. Die Kartoffeln abgießen und zurück in den Topf geben.

3. Milch und Butter hinzufügen. Pürieren, bis eine glatte und cremige Masse entsteht.

4. Mit Salz und Pfeffer abschmecken.

5. Nach Belieben mit frischem Schnittlauch garnieren und warm servieren.

Nährwerte (pro Portion):

- Kalorien: 200

- Protein: 4g

- Kohlenhydrate: 30g

- Fett: 8g

- Faser: 3g

- Natrium: 150 mg

Zarter gebackener Kabeljau mit Zitronenbuttersauce

Zubereitungszeit: 10 Minuten

Kochzeit: 20 Minuten

Portionen: 4

Zutaten:

- 4 Kabeljaufilets

- 1/4 Tasse Butter, geschmolzen

- 1 Zitrone, entsaftet und abgerieben

- 2 Knoblauchzehen, gehackt

- Salz und Pfeffer nach Geschmack

- Frische Petersilie zum Garnieren

Richtungen:

1. Backofen auf 375 °F (190 °C) vorheizen.

2. Kabeljaufilets in eine Auflaufform legen.

3. In einer kleinen Schüssel geschmolzene Butter, Zitronensaft, Zitronenschale und Knoblauch vermischen. Über die Kabeljaufilets gießen.

4. Mit Salz und Pfeffer würzen.

5. Mit einer Gabel 15–20 Minuten backen oder bis sich der Kabeljau leicht lösen lässt.

6. Mit frischer Petersilie garnieren und servieren.

Nährwert (pro Portion):

- Kalorien: 250

- Protein: 25g

- Kohlenhydrate: 2g

- Fett: 16g

- Ballaststoffe: 1g

- Natrium: 250 mg

Weicher und zarter Chicken Pot Pie

Zubereitungszeit: 20 Minuten

Kochzeit: 45 Minuten

Portionen: 6

Zutaten:

- 2 Tassen gekochtes Hähnchen, gewürfelt

- 1 Tasse gefrorene Erbsen und Karotten

- 1/2 Tasse Sellerie, gehackt

- 1/3 Tasse Butter

- 1/3 Tasse Allzweckmehl

- 1/2 Teelöffel Salz

- 1/4 Teelöffel schwarzer Pfeffer

- 1/4 Teelöffel Zwiebelpulver

- 1/4 Teelöffel Knoblauchpulver

- 1 3/4 Tassen Hühnerbrühe

- 2/3 Tasse Milch

- 1 Packung gekühlter Tortenboden (2 Böden)

Richtungen:

1. Backofen auf 220 °C (425 °F) vorheizen.

2. In einem großen Topf Butter bei mittlerer Hitze schmelzen. Mehl, Salz, Pfeffer, Zwiebelpulver und Knoblauchpulver hinzufügen. Rühren, bis alles gut vermischt ist.

3. Hühnerbrühe und Milch nach und nach unterrühren. Unter ständigem Rühren kochen, bis die Mischung eindickt und kocht.

4. Hühnchen, Erbsen, Karotten und Sellerie unterrühren. Vom Herd nehmen.

5. Legen Sie einen Tortenboden auf den Boden einer 9-Zoll-Kuchenform. Gießen Sie die Hühnermischung in die Kruste.

6. Mit der zweiten Kruste bedecken, die Ränder verschließen und oben Schlitze schneiden, damit der Dampf entweichen kann.

7. 30-35 Minuten backen oder bis die Kruste goldbraun ist. Vor dem Servieren 10 Minuten abkühlen lassen.

Nährwerte (pro Portion):

- Kalorien: 450

- Protein: 20g

- Kohlenhydrate: 40g

- Fett: 22g

- Faser: 3g

- Natrium: 600 mg

Leicht zu kauende Quiche Lorraine

Zubereitungszeit: 15 Minuten

Kochzeit: 45 Minuten

Portionen: 6

Zutaten:

- 1 gekühlter Tortenboden

- 6 Scheiben Speck, gekocht und zerbröckelt

- 1 Tasse geriebener Schweizer Käse

- 1/4 Tasse geriebener Parmesankäse

- 1/2 Tasse Zwiebel, fein gehackt

- 4 große Eier

- 1 Tasse halb und halb

- 1/4 Teelöffel Salz

- 1/4 Teelöffel schwarzer Pfeffer

- 1/4 Teelöffel gemahlene Muskatnuss

Richtungen:

1. Backofen auf 375 °F (190 °C) vorheizen.

2. Den Tortenboden in eine 9-Zoll-Kuchenform füllen und die Ränder zusammendrücken.

3. Streuen Sie Speck, Schweizer Käse, Parmesankäse und Zwiebeln gleichmäßig über den Boden des Tortenbodens.

4. In einer mittelgroßen Schüssel die Hälfte der Eier, Salz, Pfeffer und Muskatnuss verquirlen. Den Speck und den Käse darübergießen.

5. 40–45 Minuten backen oder bis die Quiche fest ist und die Oberfläche goldbraun ist. Vor dem Schneiden und Servieren 10 Minuten abkühlen lassen.

Nährwert (pro Portion):

- Kalorien: 350

- Protein: 15g

- Kohlenhydrate: 20g

- Fett: 25g

- Ballaststoffe: 1g

- Natrium: 700 mg

Zartes Rindfleisch und Gemüsepfanne

Zubereitungszeit: 15 Minuten

Kochzeit: 15 Minuten

Portionen: 4

Zutaten:

- 1 Pfund Rinderfilet, in dünne Scheiben geschnitten

- 2 Esslöffel Sojasauce

- 1 Esslöffel Maisstärke

- 1 Esslöffel Pflanzenöl

- 1 Tasse Brokkoliröschen

- 1 Tasse Paprika, in Scheiben geschnitten

- 1 Tasse Zuckererbsen

- 1/2 Tasse Karotten, in dünne Scheiben geschnitten

- 3 Knoblauchzehen, gehackt

- 1 Esslöffel frischer Ingwer, gerieben

- 1/4 Tasse Rinderbrühe

- 2 Esslöffel Austernsauce

- 1 Teelöffel Sesamöl

- Gekochter Reis zum Servieren

Richtungen:

1. In einer Schüssel Rindfleisch, Sojasauce und Maisstärke vermischen. Gut vermischen und 10 Minuten ruhen lassen.

2. Pflanzenöl in einer großen Pfanne oder einem Wok bei mittlerer bis hoher Hitze erhitzen. Fügen Sie das Rindfleisch hinzu und braten Sie es an, bis es braun ist. Nehmen Sie es dann heraus und stellen Sie es beiseite.

3. Brokkoli, Paprika, Zuckererbsen und Karotten in die Pfanne geben. 3–4 Minuten unter Rühren braten.

4. Knoblauch und Ingwer hinzufügen und eine weitere Minute kochen lassen.

5. Geben Sie das Rindfleisch wieder in die Pfanne. Rinderbrühe, Austernsauce und Sesamöl hinzufügen. Weitere 2-3 Minuten unter Rühren braten, bis alles gut bedeckt und durchgewärmt ist.

6. Über gekochtem Reis servieren.

Nährwerte (pro Portion):

- Kalorien: 300

- Protein: 25g

- Kohlenhydrate: 15g

- Fett: 15g

- Faser: 4g

- Natrium: 800 mg

Weiche und cremige Blumenkohl-Makkaroni mit Käse

Zubereitungszeit: 10 Minuten

Kochzeit: 20 Minuten

Portionen:4

Zutaten:

- 1 großer Blumenkohlkopf, in Röschen geschnitten

- 1/4 Tasse Butter

- 1/4 Tasse Allzweckmehl

- 2 Tassen Milch

- 2 Tassen geriebener Cheddar-Käse

- 1/2 Teelöffel Salz

- 1/4 Teelöffel schwarzer Pfeffer

- 1/4 Teelöffel Knoblauchpulver (optional)

Richtungen:

1. Blumenkohlröschen etwa 10 Minuten dämpfen oder kochen, bis sie weich sind. Abtropfen lassen und beiseite stellen.

2. In einem Topf Butter bei mittlerer Hitze schmelzen. Mehl einrühren und 1-2 Minuten kochen lassen, bis eine glatte und sprudelnde Masse entsteht.

3. Nach und nach Milch unter ständigem Rühren hinzufügen, bis die Mischung eindickt.

4. Cheddar-Käse, Salz, Pfeffer und Knoblauchpulver hinzufügen. Rühren, bis der Käse geschmolzen und die Sauce glatt ist.

5. Die Käsesauce mit dem gekochten Blumenkohl vermischen. Gut vermischen und warm servieren.

Nährwerte (pro Portion):

- Kalorien: 300

- Protein: 14g

- Kohlenhydrate: 12g

- Fett: 22g

- Faser: 3g

- Natrium: 500 mg

Zarte Garnelen-Scampi

Zubereitungszeit: 10 Minuten

Kochzeit: 10 Minuten

Portionen: 4

Zutaten:

- 1 Pfund große Garnele, geschält und entdarmt

- 3 Esslöffel Butter

- 3 Esslöffel Olivenöl

- 4 Knoblauchzehen, gehackt

- 1/4 Tasse trockener Weißwein oder Hühnerbrühe

- 1/4 Tasse Zitronensaft

- 1/4 Teelöffel rote Paprikaflocken (optional)

- Salz und Pfeffer nach Geschmack

- 1/4 Tasse gehackte frische Petersilie

- Gekochte Nudeln oder knuspriges Brot zum Servieren

Richtungen:

1. Butter und Olivenöl in einer großen Pfanne bei mittlerer bis hoher Hitze erhitzen.

2. Knoblauch hinzufügen und ca. 1 Minute kochen, bis er duftet.

3. Garnelen hinzufügen und ca. 2-3 Minuten pro Seite braten, bis sie rosa und undurchsichtig sind.

4. Garnelen aus der Pfanne nehmen und beiseite stellen.

5. Wein (oder Brühe) und Zitronensaft in die Pfanne geben. 2 Minuten köcheln lassen, dabei alle gebräunten Stücke vom Boden abkratzen.

6. Garnelen zurück in die Pfanne geben und mit der Soße bestreichen. Mit Paprikaflocken (falls verwendet), Salz und Pfeffer würzen.

7. Mit frischer Petersilie bestreuen und über Nudeln oder mit knusprigem Brot servieren.

Nährwert (pro Portion):

- Kalorien: 300

- Protein: 25g

- Kohlenhydrate: 5g

- Fett: 18g

- Faser: 0g

- Natrium: 600 mg

Weiches und zartes Schweinefilet mit Äpfeln

Zubereitungszeit: 15 Minuten

Kochzeit: 30 Minuten

Portionen:4

Zutaten:

- 1 1/2 Pfund Schweinefilet

- 2 Esslöffel Olivenöl

- 2 Äpfel, geschält, entkernt und in Scheiben geschnitten

- 1 Zwiebel, in dünne Scheiben geschnitten

- 2 Esslöffel brauner Zucker

- 1/2 Tasse Apfelwein

- 1 Teelöffel getrockneter Thymian

- Salz und Pfeffer nach Geschmack

Richtungen:

1. Backofen auf 375 °F (190 °C) vorheizen.

2. Schweinefilet mit Salz und Pfeffer würzen.

3. In einer großen ofenfesten Pfanne Olivenöl bei mittlerer bis hoher Hitze erhitzen. Das Schweinefleisch von allen Seiten ca. 5 Minuten anbraten, bis es braun ist.

4. Schweinefleisch aus der Pfanne nehmen und beiseite stellen.

5. Äpfel und Zwiebeln in die Pfanne geben. Etwa 5 Minuten anbraten, bis es weich ist.

6. Braunen Zucker, Apfelwein und Thymian einrühren. Zum Kochen
bringen.

7. Geben Sie das Schweinefleisch wieder in die Pfanne und geben Sie etwas
Apfelmischung darüber.

8. Stellen Sie die Pfanne in den Ofen und backen Sie sie 20 bis 25 Minuten
lang oder bis die Innentemperatur des Schweinefleischs 63 °C (145 °F)
erreicht.

9. Lassen Sie das Schweinefleisch 5 Minuten ruhen, bevor Sie es in Scheiben
schneiden. Mit der Apfelmischung servieren.

Nährwerte (pro Portion):

- Kalorien: 350

- Protein: 30g

- Kohlenhydrate: 20g

- Fett: 15g

- Faser: 3g

- Natrium: 250 mg

Zubereitungszeit: 10 Minuten

Kochzeit: 20 Minuten

Portionen: 4

Zutaten:

- 8 Unzen Fettuccine-Nudeln

- 2 Esslöffel Butter

- 2 Knoblauchzehen, gehackt

- 1 Tasse Sahne

- 1 Tasse geriebener Parmesankäse

- 1/2 Teelöffel Salz

- 1/4 Teelöffel schwarzer Pfeffer

- 2 Tassen gekochtes Hühnchen, zerkleinert oder gewürfelt

- Frische Petersilie zum Garnieren

Richtungen:

1. Fettuccine nach Packungsanweisung kochen. Abtropfen lassen und beiseite stellen.

2. In einer großen Pfanne Butter bei mittlerer Hitze schmelzen. Fügen Sie Knoblauch hinzu und kochen Sie ihn etwa 1 Minute lang, bis er duftet.

3. Sahne einrühren und zum Kochen bringen.

4. Nach und nach Parmesan hinzufügen und umrühren, bis die Sauce glatt und eingedickt ist.

5. Mit Salz und Pfeffer würzen.

6. Gekochtes Hähnchen und Nudeln in die Pfanne geben. Mit der Alfredo-Sauce bestreichen.

7. Mit frischer Petersilie garnieren und warm servieren.

Nährwerte (pro Portion):

- Kalorien: 600

- Protein: 30g

- Kohlenhydrate: 45g

- Fett: 35g

- Ballaststoffe: 2g

- Natrium: 600 mg

Saftige und zarte Hackbraten-Muffins

Zubereitungszeit: 15 Minuten

Kochzeit: 25 Minuten

Portionen: 6

Zutaten:

- 1 Pfund Rinderhackfleisch

- 1/2 Tasse Semmelbrösel

- 1/2 Tasse Milch

- 1 Ei

- 1 kleine Zwiebel, fein gehackt

- 2 Knoblauchzehen, gehackt

- 1/4 Tasse Ketchup

- 1 Esslöffel Worcestershire-Sauce

- 1 Teelöffel Salz

- 1/2 Teelöffel schwarzer Pfeffer

- 1/4 Tasse geriebener Parmesankäse (optional)

 Richtungen:

1. Backofen auf 375 °F (190 °C) vorheizen. Eine 12-Förmchen-Muffinform einfetten.

2. In einer großen Schüssel alle Zutaten vermischen. Mischen, bis alles gut vermischt ist.

3. Die Fleischmischung gleichmäßig auf die Muffinförmchen verteilen.

4. 20–25 Minuten backen oder bis die Innentemperatur 71 °C (160 °F) erreicht.

5. Vor dem Servieren 5 Minuten ruhen lassen.

 Nährwert (pro Portion):

- Kalorien: 250

- Protein: 20g

- Kohlenhydrate: 10g

- Fett: 15g

- Ballaststoffe: 1g

- Natrium: 500 mg

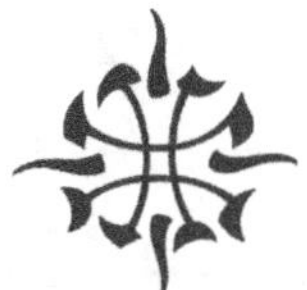

Kapitel 4

Dicke und herzhafte Hühnernudelsuppe

Zubereitungszeit: 20 Minuten

Kochzeit: 1 Stunde

Portionen:6

Zutaten:

- 1 Esslöffel Olivenöl

- 1 Zwiebel, gehackt

- 3 Knoblauchzehen, gehackt

- 3 Karotten, geschält und in Scheiben geschnitten

- 3 Selleriestangen, in Scheiben geschnitten

- 8 Tassen Hühnerbrühe

- 2 Tassen gekochtes Hähnchen, zerkleinert

- 2 Tassen Eiernudeln

- 1 Teelöffel getrockneter Thymian

- 1 Teelöffel getrocknete Petersilie

- 1 Lorbeerblatt

- Salz und Pfeffer nach Geschmack

- 1/4 Tasse Maisstärke gemischt mit 1/4 Tasse kaltem Wasser (zum Andicken)

Richtungen:

1. Olivenöl in einem großen Topf bei mittlerer Hitze erhitzen. Zwiebeln, Knoblauch, Karotten und Sellerie hinzufügen. Etwa 5–7 Minuten anbraten, bis das Gemüse weich ist.

2. Hühnerbrühe, gekochtes Huhn, Thymian, Petersilie, Lorbeerblatt, Salz und Pfeffer hinzufügen. Zum Kochen bringen.

3. Hitze reduzieren und 30 Minuten köcheln lassen.

4. Eiernudeln hinzufügen und weitere 10 Minuten kochen lassen, oder bis die Nudeln weich sind.

5. Die Maisstärkemischung einrühren und ca. 2-3 Minuten kochen, bis die Suppe eindickt.

6. Lorbeerblatt entfernen und heiß servieren.

Nährwert (pro Portion):

- Kalorien: 250

- Protein: 20g

- Kohlenhydrate: 25g

- Fett: 8g

- Faser: 3g

- Natrium: 750 mg

Zubereitungszeit: 10 Minuten

Kochzeit: 30 Minuten

Portionen: 4

Zutaten:

- 2 Esslöffel Butter

- 1 Zwiebel, gehackt

- 3 Knoblauchzehen, gehackt

- 1 (28 oz) Dose zerkleinerte Tomaten

- 2 Tassen Hühnerbrühe

- 1 Tasse Sahne

- 1 Teelöffel Zucker

- 1/2 Teelöffel getrocknetes Basilikum

- Salz und Pfeffer nach Geschmack

- 2 EL Maisstärke mit 2 EL kaltem Wasser vermischt (zum Andicken)

Richtungen:

1. In einem großen Topf Butter bei mittlerer Hitze schmelzen. Zwiebel und Knoblauch hinzufügen und ca. 5 Minuten anbraten, bis sie weich sind.

2. Zerkleinerte Tomaten, Hühnerbrühe, Zucker, Basilikum, Salz und Pfeffer hinzufügen. Zum Kochen bringen.

3. Hitze reduzieren und 20 Minuten köcheln lassen.

4. Die Sahne-Maisstärke-Mischung einrühren. Etwa 5 Minuten köcheln lassen, bis die Suppe eindickt.

5. Falls gewünscht, die Suppe mit einem Stabmixer pürieren, bis eine glatte Masse entsteht.

6. Heiß servieren.

Nährwerte (pro Portion):

- Kalorien: 300

- Protein: 5g

- Kohlenhydrate: 20g

- Fett: 22g

- Faser: 3g

- Natrium: 700 mg

Reichhaltiger und eingedickter Rindereintopf

Zubereitungszeit: 20 Minuten

Kochzeit: 2 Stunden

Portionen: 6

Zutaten:

- 2 Pfund Rindereintopffleisch, in 1-Zoll-Würfel geschnitten

- 2 Esslöffel Olivenöl

- 1 Zwiebel, gehackt

- 3 Knoblauchzehen, gehackt

- 4 Karotten, geschält und in Stücke geschnitten

- 4 Kartoffeln, geschält und in Stücke geschnitten

- 2 Tassen Rinderbrühe

- 1 Tasse Rotwein (optional)

- 2 Esslöffel Tomatenmark

- 1 Teelöffel getrockneter Thymian

- 1 Teelöffel getrockneter Rosmarin

- 1 Lorbeerblatt

- Salz und Pfeffer nach Geschmack

- 1/4 Tasse Allzweckmehl gemischt mit 1/4 Tasse kaltem Wasser (zum Andicken)

Richtungen:

1. In einem großen Topf Olivenöl bei mittlerer bis hoher Hitze erhitzen. Das Rindfleisch von allen Seiten anbraten, dann herausnehmen und beiseite stellen.

2. Zwiebel und Knoblauch in den Topf geben und anbraten, bis sie weich sind.

3. Rinderbrühe, Rotwein (falls verwendet), Tomatenmark, Thymian, Rosmarin, Lorbeerblatt, Salz und Pfeffer einrühren. Zum Kochen bringen.

4. Das Rindfleisch wieder in den Topf geben und Karotten und Kartoffeln hinzufügen.

5. Hitze reduzieren, abdecken und 1,5 bis 2 Stunden köcheln lassen, oder bis das Rindfleisch zart ist.

6. Die Mehlmischung einrühren und ca. 5 Minuten kochen, bis der Eintopf eindickt.

7. Lorbeerblatt entfernen und heiß servieren.

Nährwerte (pro Portion):

- Kalorien: 450

- Protein: 35g

- Kohlenhydrate: 30g

- Fett: 20g

- Ballaststoffe: 5 g

- Natrium: 700 mg

Angedickte Brokkolicremesuppe

Zubereitungszeit: 10 Minuten

Kochzeit: 30 Minuten

Portionen: 4

Zutaten:

- 2 Esslöffel Butter

- 1 Zwiebel, gehackt

- 3 Knoblauchzehen, gehackt

- 4 Tassen Brokkoliröschen

- 4 Tassen Hühner- oder Gemüsebrühe

- 1 Tasse Sahne

- Salz und Pfeffer nach Geschmack

- 2 EL Maisstärke mit 2 EL kaltem Wasser vermischt (zum Andicken)

- 1/2 Tasse geriebener Cheddar-Käse (optional)

Richtungen:

1. In einem großen Topf Butter bei mittlerer Hitze schmelzen. Zwiebel und Knoblauch hinzufügen und ca. 5 Minuten anbraten, bis sie weich sind.

2. Brokkoli und Brühe hinzufügen. Zum Kochen bringen, dann die Hitze reduzieren und etwa 10–15 Minuten köcheln lassen, bis der Brokkoli weich ist.

3. Die Suppe mit einem Stabmixer glatt pürieren.

4. Die Sahne-Maisstärke-Mischung einrühren. Etwa 5 Minuten köcheln lassen, bis die Suppe eindickt.

5. Mit Salz und Pfeffer würzen. Cheddar-Käse (falls verwendet) unterrühren, bis er geschmolzen ist.

6. Heiß servieren.

Nährwerte (pro Portion):

- Kalorien: 300

- Protein: 10g

- Kohlenhydrate: 20g

- Fett: 22g

- Faser: 4g

- Natrium: 600 mg

Geschmackvolle eingedickte Pilzsoße

Zubereitungszeit: 10 Minuten

Kochzeit: 20 Minuten

Portionen: 4

Zutaten:

- 2 Esslöffel Butter

- 1 Zwiebel, fein gehackt

- 2 Knoblauchzehen, gehackt

- 8 Unzen Pilze, in Scheiben geschnitten

- 2 Esslöffel Allzweckmehl

- 2 Tassen Rinder- oder Gemüsebrühe

- 1 Teelöffel Worcestershire-Sauce

- Salz und Pfeffer nach Geschmack

- 2 EL Maisstärke mit 2 EL kaltem Wasser vermischt (zum Andicken)

Richtungen:

1. In einer großen Pfanne Butter bei mittlerer Hitze schmelzen. Zwiebel und Knoblauch hinzufügen und anbraten, bis sie weich sind.

2. Fügen Sie die Pilze hinzu und kochen Sie sie etwa 5–7 Minuten lang, bis sie ihren Saft abgeben und weich werden.

3. Mehl einrühren und 1-2 Minuten kochen lassen, bis das Mehl gut eingearbeitet ist.

4. Nach und nach Brühe unter ständigem Rühren hinzufügen. Zum Kochen bringen.

5. Worcestershire-Sauce, Salz und Pfeffer hinzufügen. Gut umrühren.

6. Die Maisstärkemischung einrühren und ca. 2-3 Minuten kochen lassen, bis die Soße eindickt.

7. Heiß zu Fleisch oder Kartoffelpüree servieren.

Nährwerte (pro Portion):

- Kalorien: 100

- Protein: 3g

- Kohlenhydrate: 10g

- Fett: 5g

- Ballaststoffe: 1g

- Natrium: 500 mg

Zubereitungszeit: 15 Minuten

Kochzeit: 30 Minuten

Portionen: 4

Zutaten:

- 4 Scheiben Speck, gehackt

- 1 Zwiebel, fein gehackt

- 2 Knoblauchzehen, gehackt

- 3 Kartoffeln, geschält und gewürfelt

- 2 Tassen Muschelsaft

- 1 Tasse Wasser

- 1 Teelöffel getrockneter Thymian

- 1 Lorbeerblatt

- 2 (6,5 oz) Dosen gehackte Muscheln mit Saft

- 1 Tasse Sahne

- Salz und Pfeffer nach Geschmack

- 2 EL Maisstärke mit 2 EL kaltem Wasser vermischt (zum Andicken)

Richtungen:

1. In einem großen Topf den Speck bei mittlerer Hitze knusprig braten. Den Speck herausnehmen und beiseite stellen, dabei die Bratenfette im Topf belassen.

2. Zwiebel und Knoblauch in den Topf geben und anbraten, bis sie weich sind.

3. Kartoffeln, Muschelsaft, Wasser, Thymian und Lorbeerblatt hinzufügen. Zum Kochen bringen, dann die Hitze reduzieren und etwa 15 Minuten köcheln lassen, bis die Kartoffeln weich sind.

4. Muscheln mit Saft und Sahne unterrühren. Durchwärmen.

5. Die Maisstärkemischung einrühren und ca. 5 Minuten kochen, bis die Suppe eindickt.

6. Mit Salz und Pfeffer würzen. Vor dem Servieren das Lorbeerblatt entfernen. Mit reserviertem Speck belegen.

Nährwerte (pro Portion):

- Kalorien: 400

- Protein: 20g

- Kohlenhydrate: 35g

- Fett: 20g

- Faser: 3g

- Natrium: 900 mg

Angedickte Kartoffel-Speck-Suppe

Zubereitungszeit: 15 Minuten

Kochzeit: 30 Minuten

Portionen: 4

Zutaten:

- 6 Scheiben Speck, gehackt

- 1 Zwiebel, fein gehackt

- 2 Knoblauchzehen, gehackt

- 4 große Kartoffeln, geschält und gewürfelt

- 4 Tassen Hühnerbrühe

- 1 Tasse Milch

- 1 Tasse geriebener Cheddar-Käse (optional)

- Salz und Pfeffer nach Geschmack

- 2 EL Maisstärke mit 2 EL kaltem Wasser vermischt (zum Andicken)

- Gehackter Schnittlauch zum Garnieren (optional)

Richtungen:

1. In einem großen Topf den Speck bei mittlerer Hitze knusprig braten. Den Speck herausnehmen und beiseite stellen, dabei die Bratenfette im Topf belassen.

2. Zwiebel und Knoblauch in den Topf geben und anbraten, bis sie weich sind.

3. Kartoffeln und Hühnerbrühe hinzufügen. Zum Kochen bringen, dann die Hitze reduzieren und etwa 15 Minuten köcheln lassen, bis die Kartoffeln weich sind.

4. Mit einem Kartoffelstampfer die Kartoffeln leicht zerdrücken, sodass einige Stücke übrig bleiben.

5. Milch und Cheddar-Käse (falls verwendet) einrühren. Durchwärmen.

6. Die Maisstärkemischung einrühren und ca. 5 Minuten kochen, bis die Suppe eindickt.

7. Mit Salz und Pfeffer würzen. Vor dem Servieren mit gekochtem Speck und Schnittlauch garnieren.

Nährwerte (pro Portion):

- Kalorien: 450

- Protein: 20g

- Kohlenhydrate: 45g

- Fett: 20g

- Faser: 4g

- Natrium: 800 mg

Grobkörnige, eingedickte Gemüsesuppe

Zubereitungszeit: 15 Minuten

Kochzeit: 40 Minuten

Portionen: 6

Zutaten:

- 2 Esslöffel Olivenöl

- 1 Zwiebel, gehackt

- 3 Knoblauchzehen, gehackt

- 3 Karotten, geschält und gehackt

- 3 Selleriestangen, gehackt

- 2 Kartoffeln, geschält und gewürfelt

- 1 Zucchini, gehackt

- 1 Tasse grüne Bohnen, gehackt

- 1 (28 oz) Dose gewürfelte Tomaten

- 6 Tassen Gemüsebrühe

- 1 Teelöffel getrocknetes Basilikum

- 1 Teelöffel getrockneter Oregano

- Salz und Pfeffer nach Geschmack

- 2 EL Maisstärke mit 2 EL kaltem Wasser vermischt (zum Andicken)

Richtungen:

1. Olivenöl in einem großen Topf bei mittlerer Hitze erhitzen. Zwiebel und Knoblauch hinzufügen und anbraten, bis sie weich sind.

2. Karotten, Sellerie, Kartoffeln, Zucchini und grüne Bohnen hinzufügen. 5-7 Minuten kochen lassen.

3. Gewürfelte Tomaten, Gemüsebrühe, Basilikum, Oregano, Salz und Pfeffer hinzufügen. Zum Kochen bringen.

4. Hitze reduzieren und 25–30 Minuten köcheln lassen, oder bis das Gemüse weich ist.

5. Die Maisstärkemischung einrühren und ca. 5 Minuten kochen, bis die Suppe eindickt.

6. Heiß servieren.

Nährwert (pro Portion):

- Kalorien: 200

- Protein: 5g

- Kohlenhydrate: 30g

Fett: 7g

- Faser: 7g

- Natrium: 600 mg

Angedickte cremige Hühner-Reis-Suppe

Zubereitungszeit: 15 Minuten

Kochzeit: 40 Minuten

Portionen: 6

Zutaten:

- 2 Esslöffel Butter

- 1 Zwiebel, gehackt

- 3 Knoblauchzehen, gehackt

- 2 Karotten, geschält und in Scheiben geschnitten

- 2 Selleriestangen, in Scheiben geschnitten

- 1 Tasse Langkornreis

- 8 Tassen Hühnerbrühe

- 2 Tassen gekochtes Hähnchen, zerkleinert

- 1 Tasse Sahne

- 1 Teelöffel getrockneter Thymian

- Salz und Pfeffer nach Geschmack

- 2 EL Maisstärke mit 2 EL kaltem Wasser vermischt (zum Andicken)

Richtungen:

1. In einem großen Topf Butter bei mittlerer Hitze schmelzen. Zwiebeln, Knoblauch, Karotten und Sellerie hinzufügen. Etwa 5–7 Minuten anbraten, bis das Gemüse weich ist.

2. Reis und Hühnerbrühe hinzufügen. Zum Kochen bringen, dann die Hitze reduzieren und etwa 20 Minuten köcheln lassen, bis der Reis weich ist.

3. Zerkleinertes Hähnchenfleisch, Sahne, Thymian, Salz und Pfeffer unterrühren. Durchwärmen.

4. Die Maisstärkemischung einrühren und ca. 5 Minuten kochen, bis die Suppe eindickt.

5. Heiß servieren.

Nährwerte (pro Portion):

- Kalorien: 350

- Protein: 20g

- Kohlenhydrate: 40g

- Fett: 15g

- Faser: 3g

- Natrium: 750 mg

Würzige eingedickte Barbecue-Sauce

Zubereitungszeit: 5 Minuten

Kochzeit: 15 Minuten

Portionen: 2 Tassen

Zutaten:

- 1 Tasse Ketchup

- 1/2 Tasse Apfelessig

- 1/4 Tasse brauner Zucker

- 2 Esslöffel Worcestershire-Sauce

- 2 Esslöffel Senf

- 2 Teelöffel geräuchertes Paprikapulver

- 1 Teelöffel Knoblauchpulver

- 1 Teelöffel Zwiebelpulver

- 1/2 Teelöffel Salz

- 1/2 Teelöffel schwarzer Pfeffer

- 1 Esslöffel Maisstärke mit 1 Esslöffel kaltem Wasser vermischt (zum Andicken)

Richtungen:

1. In einem mittelgroßen Topf alle Zutaten außer der Maisstärkemischung vermischen. Bei mittlerer Hitze zum Kochen bringen.

2. Hitze reduzieren und 10 Minuten köcheln lassen, dabei gelegentlich umrühren.

3. Die Maisstärkemischung einrühren und ca. 2-3 Minuten kochen, bis die Sauce eindickt.

4. Vor Gebrauch etwas abkühlen lassen. Im Kühlschrank aufbewahren.

Nährwerte (pro Portion – 2 Esslöffel):

- Kalorien: 50

- Protein: 0g

- Kohlenhydrate: 12g

- Fett: 0g

- Faser: 0g

- Natrium: 200 mg

Angedickte Spargelcremesuppe

Zubereitungszeit: 10 Minuten

Kochzeit: 30 Minuten

Portionen: 4

Zutaten:

- 2 Esslöffel Butter

- 1 Zwiebel, gehackt

- 3 Knoblauchzehen, gehackt

- 1 Pfund Spargel, geputzt und gehackt

- 4 Tassen Hühner- oder Gemüsebrühe

- 1 Tasse Sahne

- Salz und Pfeffer nach Geschmack

- 2 EL Maisstärke mit 2 EL kaltem Wasser vermischt (zum Andicken)

Richtungen:

1. In einem großen Topf Butter bei mittlerer Hitze schmelzen. Zwiebel und Knoblauch hinzufügen und anbraten, bis sie weich sind.

2. Spargel und Brühe hinzufügen. Zum Kochen bringen, dann die Hitze reduzieren und etwa 15 Minuten köcheln lassen, bis der Spargel weich ist.

3. Die Suppe mit einem Stabmixer glatt pürieren.

4. Sahne, Salz und Pfeffer einrühren. Durchwärmen.

5. Die Maisstärkemischung einrühren und ca. 5 Minuten kochen, bis die Suppe eindickt.

6. Heiß servieren.

Nährwert (pro Portion):

- Kalorien: 300

- Protein: 5g

- Kohlenhydrate: 15g

- Fett: 25g

- Faser: 4g

- Natrium: 600 mg

Reichhaltige und angedickte Zwiebelsoße

Zubereitungszeit: 10 Minuten

Kochzeit: 30 Minuten

Portionen: 4

Zutaten:

- 2 Esslöffel Butter

- 2 große Zwiebeln, in dünne Scheiben geschnitten

- 3 Knoblauchzehen, gehackt

- 1 Esslöffel Allzweckmehl

- 2 Tassen Rinderbrühe

- 1 Teelöffel Worcestershire-Sauce

- 1/2 Teelöffel getrockneter Thymian

- Salz und Pfeffer nach Geschmack

- 2 EL Maisstärke mit 2 EL kaltem Wasser vermischt (zum Andicken)

Richtungen:

1. In einer großen Pfanne Butter bei mittlerer Hitze schmelzen. Fügen Sie Zwiebeln hinzu und kochen Sie sie unter häufigem Rühren etwa 15 bis 20 Minuten lang, bis sie karamellisiert und goldbraun sind.

2. Knoblauch hinzufügen und eine weitere Minute kochen lassen.

3. Mehl einrühren und 1-2 Minuten kochen lassen, bis alles gut eingearbeitet ist.

4. Nach und nach Rinderbrühe unter ständigem Rühren hinzufügen. Zum Kochen bringen.

5. Worcestershire-Sauce, Thymian, Salz und Pfeffer hinzufügen. Gut umrühren.

6. Die Maisstärkemischung einrühren und ca. 5 Minuten kochen, bis die Soße eindickt.

7. Heiß über Kartoffelpüree oder Fleisch servieren.

Nährwert (pro Portion):

- Kalorien: 100

- Protein: 2g

- Kohlenhydrate: 10g

- Fett: 5g

- Ballaststoffe: 1g

- Natrium: 500 mg

Verdickte cremige Maissuppe

Zubereitungszeit: 15 Minuten

Kochzeit: 30 Minuten

Portionen: 6

Zutaten:

- 4 Scheiben Speck, gehackt

- 1 Zwiebel, gehackt

- 3 Knoblauchzehen, gehackt

- 2 Tassen Maiskörner (frisch oder gefroren)

- 2 Kartoffeln, geschält und gewürfelt

- 4 Tassen Hühnerbrühe

- 1 Tasse Sahne

- 1 Teelöffel getrockneter Thymian

- Salz und Pfeffer nach Geschmack

- 2 EL Maisstärke mit 2 EL kaltem Wasser vermischt (zum Andicken)

- 1/4 Tasse gehackte frische Petersilie (optional)

Richtungen:

1. In einem großen Topf den Speck bei mittlerer Hitze knusprig braten. Den Speck herausnehmen und beiseite stellen, dabei die Bratenfette im Topf belassen.

2. Zwiebeln und Knoblauch in den Topf geben und ca. 5 Minuten anbraten, bis sie weich sind.

3. Mais, Kartoffeln und Hühnerbrühe hinzufügen. Zum Kochen bringen, dann die Hitze reduzieren und etwa 15 Minuten köcheln lassen, bis die Kartoffeln weich sind.

4. Sahne, Thymian, Salz und Pfeffer einrühren. Durchwärmen.

5. Die Maisstärkemischung einrühren und ca. 5 Minuten kochen, bis die Suppe eindickt.

6. Vor dem Servieren mit gekochtem Speck und frischer Petersilie garnieren.

Nährwerte (pro Portion):

- Kalorien: 350

- Protein: 10g

- Kohlenhydrate: 40g

- Fett: 20g

- Faser: 4g

- Natrium: 750 mg

Geschmackvolle eingedickte Tomaten-Basilikum-Sauce

Zubereitungszeit: 10 Minuten

Kochzeit: 30 Minuten

Portionen:4

Zutaten:

- 2 Esslöffel Olivenöl

- 1 Zwiebel, fein gehackt

- 4 Knoblauchzehen, gehackt

- 1 (28 oz) Dose zerkleinerte Tomaten

- 1 Teelöffel Zucker

- 1 Teelöffel getrockneter Oregano

- 1/2 Teelöffel Salz

- 1/2 Teelöffel schwarzer Pfeffer

- 1/4 Tasse frische Basilikumblätter, gehackt

- 2 EL Maisstärke mit 2 EL kaltem Wasser vermischt (zum Andicken)

Richtungen:

1. Olivenöl in einem großen Topf bei mittlerer Hitze erhitzen. Zwiebel und Knoblauch hinzufügen und ca. 5 Minuten anbraten, bis sie weich sind.

2. Zerkleinerte Tomaten, Zucker, Oregano, Salz und Pfeffer unterrühren. Zum Kochen bringen, dann die Hitze reduzieren und 20 Minuten köcheln lassen.

3. Frisches Basilikum unterrühren.

4. Die Maisstärkemischung einrühren und ca. 5 Minuten kochen, bis die Sauce eindickt.

5. Heiß über Nudeln servieren oder als Basis für andere Gerichte verwenden.

Nährwerte (pro Portion):

- Kalorien: 150

- Protein: 2g

- Kohlenhydrate: 15g

- Fett: 9g

- Faser: 3g

- Natrium: 400 mg

Angedickte Blumenkohlcremesuppe

Zubereitungszeit: 10 Minuten

Kochzeit: 30 Minuten

Portionen: 4

Zutaten:

- 2 Esslöffel Butter

- 1 Zwiebel, gehackt

- 3 Knoblauchzehen, gehackt

- 1 großer Blumenkohlkopf, gehackt

- 4 Tassen Hühner- oder Gemüsebrühe

- 1 Tasse Sahne

- Salz und Pfeffer nach Geschmack

- 2 EL Maisstärke mit 2 EL kaltem Wasser vermischt (zum Andicken)

- 1/4 Tasse geriebener Parmesankäse (optional)

- Gehackter Schnittlauch zum Garnieren (optional)

Richtungen:

1. In einem großen Topf Butter bei mittlerer Hitze schmelzen. Zwiebel und Knoblauch hinzufügen und ca. 5 Minuten anbraten, bis sie weich sind.

2. Blumenkohl und Brühe hinzufügen. Zum Kochen bringen, dann die Hitze reduzieren und etwa 15 Minuten köcheln lassen, bis der Blumenkohl weich ist.

3. Die Suppe mit einem Stabmixer glatt pürieren.

4. Sahne, Salz und Pfeffer einrühren. Durchwärmen.

5. Die Maisstärkemischung einrühren und ca. 5 Minuten kochen, bis die Suppe eindickt.

6. Parmesankäse unterrühren, falls verwendet. Vor dem Servieren mit gehacktem Schnittlauch garnieren.

Nährwerte (pro Portion):

- Kalorien: 300

- Protein: 5g

- Kohlenhydrate: 15g

- Fett: 25g

- Faser: 4g

- Natrium: 600 mg

Würzige, eingedickte Honig-Senf-Sauce

Zubereitungszeit: 5 Minuten

Kochzeit: 5 Minuten

Portionen: 1 Tasse

Zutaten:

- 1/2 Tasse Dijon-Senf

- 1/4 Tasse Honig

- 1/4 Tasse Mayonnaise

- 1 Esslöffel Apfelessig

- 1 Teelöffel Knoblauchpulver

- 1 Teelöffel Zwiebelpulver

- Salz und Pfeffer nach Geschmack

- 1 Esslöffel Maisstärke mit 1 Esslöffel kaltem Wasser vermischt (zum Andicken)

Richtungen:

1. In einem kleinen Topf Dijon-Senf, Honig, Mayonnaise, Apfelessig, Knoblauchpulver, Zwiebelpulver, Salz und Pfeffer vermischen. Schneebesen, bis alles glatt ist.

2. Bei mittlerer Hitze erhitzen, bis die Mischung zu köcheln beginnt.

3. Die Maisstärkemischung einrühren und ca. 2-3 Minuten kochen, bis die Sauce eindickt.

4. Vom Herd nehmen und vor dem Servieren etwas abkühlen lassen. Im Kühlschrank aufbewahren.

Nährwerte (pro Portion – 2 Esslöffel):

- Kalorien: 100

- Protein: 1g

- Kohlenhydrate: 12g

- Fett: 6g

- Faser: 0g

- Natrium: 300 mg

Grob eingedicktes Rindfleisch-Chili

Zubereitungszeit: 20 Minuten

Kochzeit: 1 Stunde

Portionen: 6

Zutaten:

- 2 Esslöffel Olivenöl

- 1 Zwiebel, gehackt

- 3 Knoblauchzehen, gehackt

- 1 Pfund Rinderhackfleisch

- 1 rote Paprika, gehackt

- 1 grüne Paprika, gehackt

- 1 (28 oz) Dose zerkleinerte Tomaten

- 2 Tassen Rinderbrühe

- 1 (15 oz) Dose Kidneybohnen, abgetropft und abgespült

- 1 (15 oz) Dose schwarze Bohnen, abgetropft und abgespült

- 2 Esslöffel Chilipulver

- 1 Teelöffel gemahlener Kreuzkümmel

- 1 Teelöffel geräuchertes Paprikapulver

- 1/2 Teelöffel getrockneter Oregano

- Salz und Pfeffer nach Geschmack

- 2 EL Maisstärke mit 2 EL kaltem Wasser vermischt (zum Andicken)

- Geriebener Cheddar-Käse und gehackte Frühlingszwiebeln zum Garnieren (optional)

Richtungen:

1. In einem großen Topf Olivenöl bei mittlerer Hitze erhitzen. Zwiebel und Knoblauch hinzufügen und ca. 5 Minuten anbraten, bis sie weich sind.

2. Hackfleisch dazugeben und anbraten, bis es braun ist, dabei mit einem Löffel auseinanderbrechen.

3. Rote und grüne Paprika hinzufügen und weitere 5 Minuten kochen lassen.

4. Zerkleinerte Tomaten, Rinderbrühe, Kidneybohnen, schwarze Bohnen, Chilipulver, Kreuzkümmel, geräuchertes Paprikapulver, Oregano, Salz und Pfeffer unterrühren. Zum Kochen bringen.

5. Hitze reduzieren und 45 Minuten köcheln lassen, dabei gelegentlich umrühren.

6. Die Maisstärkemischung einrühren und ca. 5 Minuten kochen, bis das Chili eindickt.

7. Heiß servieren, garniert mit geriebenem Cheddar-Käse und gehackten Frühlingszwiebeln, falls gewünscht.

Nährwerte (pro Portion):

- Kalorien: 350

- Protein: 25g

- Kohlenhydrate: 30g

- Fett: 15g

- Faser: 8g

- Natrium: 800 mg

Angedickte cremige Spinat-Artischocken-Suppe

Zubereitungszeit: 15 Minuten

Kochzeit: 30 Minuten

Portionen: 4

Zutaten:

- 2 Esslöffel Butter

- 1 Zwiebel, gehackt

- 3 Knoblauchzehen, gehackt

- 1 (14 oz) Dose Artischockenherzen, abgetropft und gehackt

- 4 Tassen frischer Spinat, gehackt

- 4 Tassen Hühner- oder Gemüsebrühe

- 1 Tasse Sahne

- Salz und Pfeffer nach Geschmack

- 2 EL Maisstärke mit 2 EL kaltem Wasser vermischt (zum Andicken)

- 1/2 Tasse geriebener Parmesankäse

Richtungen:

1. In einem großen Topf Butter bei mittlerer Hitze schmelzen. Zwiebel und Knoblauch hinzufügen und ca. 5 Minuten anbraten, bis sie weich sind.

2. Gehackte Artischockenherzen und Spinat hinzufügen. Kochen, bis der Spinat zusammenfällt, etwa 3–5 Minuten.

3. Brühe einrühren und zum Kochen bringen. Hitze reduzieren und 15 Minuten köcheln lassen.

4. Sahne, Salz und Pfeffer einrühren. Durchwärmen.

5. Die Maisstärkemischung einrühren und ca. 5 Minuten kochen, bis die Suppe eindickt.

6. Geriebenen Parmesankäse unterrühren, bis er geschmolzen und gut vermischt ist.

7. Heiß servieren.

Nährwert (pro Portion):

- Kalorien: 300

- Protein: 10g

- Kohlenhydrate: 15g

- Fett: 25g

- Faser: 4g

- Natrium: 700 mg

Reichhaltige und angedickte Pilzsauce

Zubereitungszeit: 10 Minuten

Kochzeit: 20 Minuten

Portionen: 4

Zutaten:

- 2 Esslöffel Butter

- 1 Zwiebel, fein gehackt

- 3 Knoblauchzehen, gehackt

- 10 oz Pilze, in Scheiben geschnitten

- 1 Tasse Rinder- oder Gemüsebrühe

- 1 Tasse Sahne

- 1 Teelöffel getrockneter Thymian

- Salz und Pfeffer nach Geschmack

- 2 EL Maisstärke mit 2 EL kaltem Wasser vermischt (zum Andicken)

Richtungen:

1. In einer großen Pfanne Butter bei mittlerer Hitze schmelzen. Zwiebel und Knoblauch hinzufügen und ca. 5 Minuten anbraten, bis sie weich sind.

2. Fügen Sie die Pilze hinzu und kochen Sie sie etwa 5–7 Minuten lang, bis sie ihren Saft abgeben und weich werden.

3. Brühe einrühren und zum Kochen bringen.

4. Sahne, Thymian, Salz und Pfeffer einrühren. 5 Minuten köcheln lassen.

5. Die Maisstärkemischung einrühren und ca. 2-3 Minuten kochen, bis die Soße eindickt.

6. Heiß zu Fleisch oder Nudeln servieren.

Nährwert (pro Portion):

- Kalorien: 250

- Protein: 4g

- Kohlenhydrate: 10g

- Fett: 22g

- Ballaststoffe: 1g

- Natrium: 400 mg

Angedickte cremige Brokkoli-Cheddar-Suppe

Zubereitungszeit: 15 Minuten

Kochzeit: 30 Minuten

Portionen:4

Zutaten:

- 2 Esslöffel Butter

- 1 Zwiebel, gehackt

- 3 Knoblauchzehen, gehackt

- 4 Tassen Brokkoliröschen

- 4 Tassen Hühner- oder Gemüsebrühe

- 1 Tasse Sahne

- 1 Tasse geriebener Cheddar-Käse

- Salz und Pfeffer nach Geschmack

- 2 EL Maisstärke mit 2 EL kaltem Wasser vermischt (zum Andicken)

Richtungen:

1. In einem großen Topf Butter bei mittlerer Hitze schmelzen. Zwiebel und Knoblauch hinzufügen und ca. 5 Minuten anbraten, bis sie weich sind.

2. Brokkoli und Brühe hinzufügen. Zum Kochen bringen, dann die Hitze reduzieren und etwa 15 Minuten köcheln lassen, bis der Brokkoli weich ist.

3. Die Suppe mit einem Stabmixer glatt pürieren.

4. Sahne, geriebenen Cheddar-Käse, Salz und Pfeffer einrühren. Erhitzen, bis der Käse geschmolzen ist.

5. Die Maisstärkemischung einrühren und ca. 5 Minuten kochen, bis die Suppe eindickt.

6. Heiß servieren.

Nährwerte (pro Portion):

- Kalorien: 400

- Protein: 15g

- Kohlenhydrate: 20g

- Fett: 30g

- Faser: 4g

- Natrium: 700 mg

Kapitel 5:

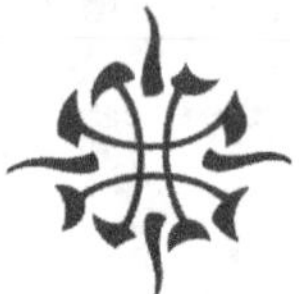

WEICHE UND SAFTIGE DESSERTS

Leicht zu schluckender Bananenpudding

Zubereitungszeit: 15 Minuten

Abkühlzeit: 2 Stunden

Portionen: 6

Zutaten:

- 2 Tassen Vollmilch

- 1/2 Tasse Kristallzucker

- 1/4 Tasse Maisstärke

- 1/4 Teelöffel Salz

- 3 Eigelb

- 1 Teelöffel Vanilleextrakt

- 3 reife Bananen, in Scheiben geschnitten

- Schlagsahne zum Garnieren (optional)

Richtungen:

1. In einem mittelgroßen Topf Milch, Zucker, Maisstärke und Salz verrühren. Bei mittlerer Hitze unter ständigem Rühren kochen, bis die Mischung eindickt und zu kochen beginnt.

2. In einer kleinen Schüssel das Eigelb verquirlen. Nach und nach eine kleine Menge der heißen Milchmischung unterrühren, um die Eier zu temperieren, dann die Eiermischung zurück in den Topf gießen.

3. Weitere 2 Minuten unter ständigem Rühren kochen, bis der Pudding dick und glatt ist.

4. Vom Herd nehmen und Vanilleextrakt einrühren.

5. Bananenscheiben und Pudding in Servierschalen schichten.

6. Vor dem Servieren mindestens 2 Stunden im Kühlschrank ruhen lassen. Nach Belieben mit Schlagsahne belegen.

Nährwert (pro Portion):

- Kalorien: 200

- Protein: 4g

- Kohlenhydrate: 38g

- Fett: 4g

- Ballaststoffe: 1g

- Natrium: 150 mg

Feuchtes und weiches Schokoladenmousse

Zubereitungszeit: 20 Minuten

Abkühlzeit: 2 Stunden

Portionen: 6

Zutaten:

- 1 Tasse Sahne

- 4 Unzen halbsüße Schokolade, gehackt

- 2 Esslöffel Zucker

- 2 große Eier, getrennt

- 1 Teelöffel Vanilleextrakt

Richtungen:

1. In einem mittelgroßen Topf 1/2 Tasse Sahne erhitzen, bis sie gerade noch köchelt. Vom Herd nehmen und gehackte Schokolade unter Rühren hinzufügen, bis sie geschmolzen und glatt ist.

2. Zucker, Eigelb und Vanilleextrakt unterrühren, bis alles gut vermischt ist.

3. In einer separaten Schüssel das Eiweiß schlagen, bis sich steife Spitzen bilden.

4. Eiweiß unter die Schokoladenmischung heben, bis es vollständig eingearbeitet ist.

5. In einer anderen Schüssel die restliche halbe Tasse Sahne schlagen, bis sich weiche Spitzen bilden, und dann unter die Schokoladenmischung heben.

6. Die Mousse in Servierschalen füllen und vor dem Servieren mindestens 2 Stunden im Kühlschrank lagern.

Nährwerte (pro Portion):

- Kalorien: 250

- Protein: 4g

- Kohlenhydrate: 20g

- Fett: 20g

- Ballaststoffe: 2g

- Natrium: 50 mg

Weicher und cremiger Milchreis

Zubereitungszeit: 10 Minuten

Kochzeit: 30 Minuten

Portionen: 4

Zutaten:

- 1/2 Tasse Arborio-Reis

- 4 Tassen Vollmilch

- 1/4 Tasse Kristallzucker

- 1 Teelöffel Vanilleextrakt

- 1/4 Teelöffel Salz

- 1/2 Teelöffel gemahlener Zimt (optional)

- Rosinen zum Garnieren (optional)

Richtungen:

1. In einem mittelgroßen Topf Reis, Milch, Zucker, Vanilleextrakt und Salz vermischen.

2. Bei mittlerer Hitze unter häufigem Rühren kochen, bis die Mischung eindickt und der Reis zart ist, etwa 30 Minuten.

3. Vom Herd nehmen und etwas abkühlen lassen.

4. Warm oder gekühlt servieren, mit gemahlenem Zimt bestreut und nach Wunsch mit Rosinen garniert.

Nährwerte (pro Portion):

- Kalorien: 250

- Protein: 7g

- Kohlenhydrate: 45g

- Fett: 5g

- Ballaststoffe: 1g

- Natrium: 200 mg

Zarter Apfel-Zimt-Brotpudding

Zubereitungszeit: 15 Minuten

Kochzeit: 40 Minuten

Portionen: 6

Zutaten:

- 4 Tassen gewürfeltes Brot (vorzugsweise einen Tag alt)

- 2 Äpfel, geschält, entkernt und gehackt

- 2 Tassen Vollmilch

- 1/2 Tasse Kristallzucker

- 2 große Eier

- 1 Teelöffel Vanilleextrakt

- 1 Teelöffel gemahlener Zimt

- 1/4 Teelöffel gemahlene Muskatnuss

Richtungen:

1. Backofen auf 350 °F (175 °C) vorheizen. Eine Auflaufform einfetten.

2. In einer großen Schüssel Brotwürfel und gehackte Äpfel vermengen.

3. In einer anderen Schüssel Milch, Zucker, Eier, Vanilleextrakt, Zimt und Muskatnuss verrühren.

4. Die Milchmischung über das Brot und die Äpfel gießen und umrühren.

5. Geben Sie die Mischung in die vorbereitete Auflaufform und lassen Sie sie 10 Minuten lang einweichen.

6. 40 Minuten backen oder bis der Pudding fest ist und die Oberseite goldbraun ist.

7. Warm servieren.

Nährwerte (pro Portion):

- Kalorien: 300

- Protein: 8g

- Kohlenhydrate: 50g

- Fett: 8g

- Faser: 3g

- Natrium: 200 mg

Glatter und fluffiger Erdbeer-Käsekuchen

Zubereitungszeit: 20 Minuten

Abkühlzeit: 4 Stunden

Portionen: 8

Zutaten:

- 1 1/2 Tassen Graham-Cracker-Krümel

- 1/4 Tasse Kristallzucker

- 1/2 Tasse Butter, geschmolzen

- 16 Unzen Frischkäse, weich

- 1 Tasse Puderzucker

- 1 Teelöffel Vanilleextrakt

- 1 Tasse Sahne

- 1 Tasse frische Erdbeeren, püriert

Richtungen:

1. In einer mittelgroßen Schüssel Graham-Cracker-Krümel, Kristallzucker und geschmolzene Butter vermischen. Drücken Sie die Mischung auf den Boden einer Springform, um eine Kruste zu bilden.

2. Den Frischkäse in einer großen Schüssel glatt rühren. Puderzucker und Vanilleextrakt hinzufügen und gut verrühren.

3. In einer separaten Schüssel die Sahne schlagen, bis sich steife Spitzen bilden. Die Schlagsahne vorsichtig unter die Frischkäsemischung heben.

4. Die pürierten Erdbeeren unterheben, bis sie vollständig eingearbeitet sind.

5. Die Mischung über den Boden gießen und die Oberfläche glatt streichen.

6. Mindestens 4 Stunden lang oder bis es fest ist im Kühlschrank lagern.

7. Gekühlt servieren.

Nährwerte (pro Portion):

- Kalorien: 450

- Protein: 5g

- Kohlenhydrate: 35g

- Fett: 35g

- Ballaststoffe: 1g

- Natrium: 300 mg

Weiche und saftige Karottenkuchen-Cupcakes

Zubereitungszeit: 20 Minuten

Kochzeit: 20 Minuten

Portionen: 12 Cupcakes

Zutaten:

- 1 1/2 Tassen Allzweckmehl

- 1 Teelöffel Backpulver

- 1 Teelöffel gemahlener Zimt

- 1/2 Teelöffel gemahlene Muskatnuss

- 1/2 Teelöffel Salz

- 2 große Eier

- 1 Tasse Kristallzucker

- 1/2 Tasse Pflanzenöl

- 1/4 Tasse ungesüßtes Apfelmus

- 1 Teelöffel Vanilleextrakt

- 1 1/2 Tassen fein geriebene Karotten

- 1/2 Tasse zerdrückte Ananas, abgetropft

- 1/2 Tasse gehackte Walnüsse (optional)

- 8 Unzen Frischkäse, weich

- 1/4 Tasse ungesalzene Butter, weich

- 2 Tassen Puderzucker

- 1 Teelöffel Vanilleextrakt

Richtungen:

1. Backofen auf 350 °F (175 °C) vorheizen. Eine Muffinform mit Cupcake-Förmchen auslegen.

2. In einer Schüssel Mehl, Backpulver, Zimt, Muskatnuss und Salz vermischen.

3. In einer anderen Schüssel Eier und Kristallzucker schlagen, bis eine dicke, helle Masse entsteht. Öl, Apfelmus und Vanilleextrakt hinzufügen; mischen, bis alles gut vermischt ist.

4. Geben Sie nach und nach die trockenen Zutaten zu den feuchten Zutaten hinzu und verrühren Sie alles, bis alles gut vermischt ist. Geriebene Karotten, Ananas und Walnüsse (falls verwendet) unterheben.

5. Den Teig gleichmäßig auf die Cupcake-Förmchen verteilen. 18–20 Minuten backen oder bis ein in die Mitte gesteckter Zahnstocher sauber herauskommt. Vollständig abkühlen lassen.

6. Für das Frosting Frischkäse und Butter glatt rühren. Nach und nach Puderzucker und Vanilleextrakt hinzufügen und rühren, bis die Masse leicht und schaumig ist.

7. Die abgekühlten Cupcakes glasieren und servieren.

Nährwert (pro Cupcake):

- Kalorien: 300

- Protein: 4g

- Kohlenhydrate: 40g

- Fett: 15g

- Ballaststoffe: 1g

- Natrium: 200 mg

Zubereitungszeit: 10 Minuten

Abkühlzeit: 4 Stunden

Portionen: 4

Zutaten:

- 1 Tasse Vollmilch

- 1 Tasse Sahne

- 1/3 Tasse Kristallzucker

- 1 Teelöffel Vanilleextrakt

- 1 Päckchen (1 Esslöffel) geschmacksneutrale Gelatine

- 2 Esslöffel kaltes Wasser

- Frische Beeren zum Garnieren (optional)

Richtungen:

1. In einem Topf Milch, Sahne und Zucker vermischen. Bei mittlerer Hitze erhitzen, bis sich der Zucker aufgelöst hat und die Mischung heiß, aber nicht kocht.

2. Vom Herd nehmen und Vanilleextrakt einrühren.

3. In einer kleinen Schüssel Gelatine über kaltes Wasser streuen und 5 Minuten ruhen lassen, damit sie blüht.

4. Rühren Sie die Gelatinemischung in die heiße Milchmischung ein, bis sie sich vollständig aufgelöst hat.

5. Gießen Sie die Mischung in Servierschalen und stellen Sie sie mindestens 4 Stunden lang oder bis sie fest ist im Kühlschrank.

6. Gekühlt servieren, nach Wunsch mit frischen Beeren garnieren.

Nährwerte (pro Portion):

- Kalorien: 250

- Protein: 5g

- Kohlenhydrate: 20g

- Fett: 20g

- Faser: 0g

- Natrium: 50 mg

Leicht zu kauender Blaubeer-Cobbler

Zubereitungszeit: 15 Minuten

Kochzeit: 40 Minuten

Portionen: 6

Zutaten:

- 4 Tassen frische oder gefrorene Blaubeeren

- 1/2 Tasse Kristallzucker

- 1 Esslöffel Zitronensaft

- 1 Teelöffel Zitronenschale

- 1 Tasse Allzweckmehl

- 1/2 Tasse Kristallzucker

- 1 Teelöffel Backpulver

- 1/2 Teelöffel Salz

- 1/2 Tasse Milch

- 1/4 Tasse ungesalzene Butter, geschmolzen

Richtungen:

1. Backofen auf 375 °F (190 °C) vorheizen. Eine Auflaufform einfetten.

2. In einer Schüssel Blaubeeren, 1/2 Tasse Zucker, Zitronensaft und Zitronenschale vermischen. In die vorbereitete Auflaufform füllen.

3. In einer anderen Schüssel Mehl, 1/2 Tasse Zucker, Backpulver und Salz vermischen. Milch und geschmolzene Butter einrühren, bis alles gut vermischt ist.

4. Geben Sie einen Löffel Teig über die Blaubeeren und verteilen Sie ihn vorsichtig, sodass der Großteil der Früchte bedeckt ist.

5. 35–40 Minuten backen oder bis die Oberfläche goldbraun ist und die Blaubeeren Blasen bilden.

6. Warm servieren, optional mit einer Kugel Vanilleeis.

Nährwerte (pro Portion):

- Kalorien: 300

- Protein: 3g

- Kohlenhydrate: 55g

- Fett: 10g

- Faser: 4g

- Natrium: 200 mg

Zubereitungszeit: 15 Minuten

Kochzeit: 35 Minuten

Portionen: 12

Zutaten:

- 1 Tasse Allzweckmehl

- 1/2 Tasse ungesalzene Butter, weich

- 1/4 Tasse Puderzucker

- 1 Tasse Kristallzucker

- 2 große Eier

- 2 Esslöffel Allzweckmehl

- 1/2 Teelöffel Backpulver

- 1/4 Tasse Zitronensaft

- 1 Esslöffel Zitronenschale

- Puderzucker zum Bestäuben

Richtungen:

1. Backofen auf 350 °F (175 °C) vorheizen. Eine 20 x 20 cm große Auflaufform einfetten.

2. In einer Schüssel 1 Tasse Mehl, Butter und 1/4 Tasse Puderzucker vermischen, bis ein Teig entsteht. In den Boden der vorbereiteten Auflaufform drücken.

3. 15 Minuten backen oder bis es leicht goldbraun ist. Aus dem Ofen nehmen und beiseite stellen.

4. In einer anderen Schüssel Kristallzucker, Eier, 2 Esslöffel Mehl, Backpulver, Zitronensaft und Zitronenschale glatt rühren.

5. Gießen Sie die Zitronenmischung über die gebackene Kruste.

6. Weitere 20 Minuten backen oder bis die Zitronenschicht fest ist.

7. Vollständig abkühlen lassen, dann mit Puderzucker bestäuben und dann in Riegel schneiden.

Nährwerte (pro Portion):

- Kalorien: 180

- Protein: 2g

- Kohlenhydrate: 28g

Fett: 7g

- Faser: 0g

- Natrium: 80 mg

Feuchtes und zartes Kürbisbrot

Zubereitungszeit: 15 Minuten

Kochzeit: 60 Minuten

Portionen: 10

Zutaten:

- 1 3/4 Tassen Allzweckmehl

- 1 Teelöffel Backpulver

- 1/2 Teelöffel Salz

- 1/2 Teelöffel gemahlener Zimt

- 1/4 Teelöffel gemahlene Muskatnuss

- 1/4 Teelöffel gemahlene Nelken

- 1/2 Tasse ungesalzene Butter, weich

- 1 Tasse Kristallzucker

- 2 große Eier

- 1 Tasse Kürbispüree aus der Dose

- 1/4 Tasse Milch

- 1 Teelöffel Vanilleextrakt

Richtungen:

1. Backofen auf 350 °F (175 °C) vorheizen. Fetten Sie eine 9 x 5 Zoll große Kastenform ein.

2. In einer Schüssel Mehl, Backpulver, Salz, Zimt, Muskatnuss und Nelken vermischen.

3. In einer anderen Schüssel Butter und Zucker cremig schlagen. Fügen Sie die Eier einzeln hinzu und schlagen Sie nach jeder Zugabe gut durch.

4. Kürbispüree, Milch und Vanilleextrakt untermischen.

5. Geben Sie nach und nach die trockenen Zutaten zu den feuchten Zutaten hinzu und verrühren Sie alles, bis alles gut vermischt ist.

6. Den Teig in die vorbereitete Kastenform füllen und die Oberfläche glatt streichen.

7. 60 Minuten backen oder bis ein in die Mitte gesteckter Zahnstocher sauber herauskommt.

8. 10 Minuten in der Pfanne abkühlen lassen, dann zum vollständigen Abkühlen auf einen Rost legen.

Nährwert (pro Portion):

- Kalorien: 250

- Protein: 4g

- Kohlenhydrate: 38g

- Fett: 10g

- Ballaststoffe: 2g

- Natrium: 200 mg

Cremige Schokoladen-Avocado-Mousse

Zubereitungszeit: 10 Minuten

Abkühlzeit: 30 Minuten

Portionen: 4

Zutaten:

- 2 reife Avocados, geschält und entkernt

- 1/2 Tasse ungesüßtes Kakaopulver

- 1/2 Tasse Ahornsirup oder Honig

- 1/4 Tasse Mandelmilch (oder eine beliebige Milch Ihrer Wahl)

- 1 Teelöffel Vanilleextrakt

- Prise Salz

- Frische Beeren oder Minzblätter zum Garnieren (optional)

Richtungen:

1. In einer Küchenmaschine Avocados, Kakaopulver, Ahornsirup (oder Honig), Mandelmilch, Vanilleextrakt und Salz vermischen.

2. Mixen, bis eine glatte und cremige Masse entsteht.

3. Geben Sie die Mousse in Servierschalen und stellen Sie sie vor dem Servieren mindestens 30 Minuten lang in den Kühlschrank.

4. Nach Belieben mit frischen Beeren oder Minzblättern garnieren.

Nährwert (pro Portion):

- Kalorien: 250

- Protein: 3g

- Kohlenhydrate: 40g

- Fett: 14g

- Faser: 7g

- Natrium: 50 mg

Weiche und flauschige Kokosmakronen

Zubereitungszeit: 10 Minuten

Kochzeit: 20 Minuten

Portionen: 12

Zutaten:

- 3 Tassen Kokosraspeln (gesüßt oder ungesüßt)

- 1/2 Tasse gesüßte Kondensmilch

- 1 Teelöffel Vanilleextrakt

- 2 große Eiweiße

- 1/4 Teelöffel Salz

Richtungen:

1. Backofen auf 325 °F (165 °C) vorheizen. Ein Backblech mit Backpapier auslegen.

2. In einer großen Schüssel Kokosraspeln, gesüßte Kondensmilch und Vanilleextrakt gut vermischen.

3. In einer anderen Schüssel Eiweiß und Salz schlagen, bis sich steife Spitzen bilden.

4. Das Eiweiß vorsichtig unter die Kokosnussmasse heben.

5. Geben Sie einen Esslöffel der Mischung auf das vorbereitete Backblech.

6. 18–20 Minuten backen, oder bis die Makronen goldbraun sind.

7. Auf einem Kuchengitter vollständig abkühlen lassen.

Nährwert (pro Makrone):

- Kalorien: 140

- Protein: 2g

- Kohlenhydrate: 20g

Fett: 7g

- Faser: 3g

- Natrium: 50 mg

Leicht zu schluckendes Pfirsich-Melba

Zubereitungszeit: 10 Minuten

Abkühlzeit: 1 Stunde

Portionen: 4

Zutaten:

- 4 reife Pfirsiche, geschält und in Scheiben geschnitten

- 1/2 Tasse Himbeersauce (im Laden gekauft oder selbstgemacht)

- 1 Tasse Vanilleeis oder griechischer Joghurt

- Frische Himbeeren zum Garnieren (optional)

- Minzblätter zum Garnieren (optional)

Richtungen:

1. Pfirsichscheiben in Servierschalen anrichten.

2. Himbeersauce über die Pfirsiche träufeln.

3. Mit einer Kugel Vanilleeis oder griechischem Joghurt belegen.

4. Nach Belieben mit frischen Himbeeren und Minzblättern garnieren.

5. Vor dem Servieren 1 Stunde im Kühlschrank ruhen lassen.

Nährwerte (pro Portion):

- Kalorien: 150

- Protein: 3g

- Kohlenhydrate: 30g

- Fett: 2g

- Faser: 3g

- Natrium: 30 mg

Zartes Bananenbrot mit Frischkäse-Zuckerguss

Zubereitungszeit: 15 Minuten

Kochzeit: 60 Minuten

Portionen: 10

Zutaten:

- 2 Tassen Allzweckmehl

- 1 Teelöffel Backpulver

- 1/2 Teelöffel Salz

- 1/2 Teelöffel gemahlener Zimt

- 1/2 Tasse ungesalzene Butter, weich

- 1 Tasse Kristallzucker

- 2 große Eier

- 1 Teelöffel Vanilleextrakt

- 4 reife Bananen, zerdrückt

- 1/4 Tasse Milch

- 8 Unzen Frischkäse, weich

- 1/4 Tasse ungesalzene Butter, weich

- 2 Tassen Puderzucker

- 1 Teelöffel Vanilleextrakt

Richtungen:

1. Backofen auf 350 °F (175 °C) vorheizen. Fetten Sie eine 9 x 5 Zoll große Kastenform ein.

2. In einer Schüssel Mehl, Backpulver, Salz und Zimt vermischen.

3. In einer anderen Schüssel Butter und Zucker cremig schlagen. Fügen Sie die Eier einzeln hinzu und schlagen Sie nach jeder Zugabe gut durch.

4. Vanilleextrakt, zerdrückte Bananen und Milch untermischen.

5. Geben Sie nach und nach die trockenen Zutaten zu den feuchten Zutaten hinzu und verrühren Sie alles, bis alles gut vermischt ist.

6. Den Teig in die vorbereitete Kastenform füllen und die Oberfläche glatt streichen.

7. 60 Minuten backen oder bis ein in die Mitte gesteckter Zahnstocher sauber herauskommt.

8. 10 Minuten in der Pfanne abkühlen lassen, dann zum vollständigen Abkühlen auf einen Rost legen.

9. Für die Glasur Frischkäse und Butter glatt rühren. Nach und nach Puderzucker und Vanilleextrakt hinzufügen und rühren, bis die Masse leicht und schaumig ist.

10. Das abgekühlte Bananenbrot glasieren und servieren.

Nährwerte (pro Portion):

- Kalorien: 400

- Protein: 5g

- Kohlenhydrate: 60g

- Fett: 15g

- Ballaststoffe: 2g

- Natrium: 300 mg

Zubereitungszeit: 30 Minuten

Abkühlzeit: 4 Stunden

Portionen: 8

Zutaten:

- 1 Tasse Sahne

- 8 Unzen Mascarpone-Käse

- 1/2 Tasse Kristallzucker

- 1 Teelöffel Vanilleextrakt

- 1 1/2 Tassen stark gebrühter Kaffee, gekühlt

- 2 Esslöffel Kaffeelikör (optional)

- 24 Löffelbiskuits

- Ungesüßtes Kakaopulver zum Bestäuben

Richtungen:

1. In einer Schüssel Schlagsahne schlagen, bis sich steife Spitzen bilden. Beiseite legen.

2. In einer anderen Schüssel Mascarpone, Zucker und Vanilleextrakt glatt und cremig schlagen.

3. Schlagsahne unter die Mascarpone-Mischung heben.

4. In einer flachen Schüssel abgekühlten Kaffee und Kaffeelikör (falls verwendet) vermischen.

5. Tauchen Sie jeden Löffelbiskuit kurz in die Kaffeemischung und legen Sie eine einzelne Schicht auf den Boden einer 9 x 9 Zoll großen Schüssel.

6. Die Hälfte der Mascarpone-Mischung auf den Löffelbiskuits verteilen.

7. Wiederholen Sie den Vorgang mit einer weiteren Schicht eingetauchter Löffelbiskuits und der restlichen Mascarpone-Mischung.

8. Die Oberseite mit ungesüßtem Kakaopulver bestäuben.

9. Vor dem Servieren mindestens 4 Stunden lang oder bis zum Festwerden im Kühlschrank lagern.

Nährwert (pro Portion):

- Kalorien: 350

- Protein: 5g

- Kohlenhydrate: 30g

- Fett: 25g

- Ballaststoffe: 1g

- Natrium: 100 mg

Feuchte und zarte Red Velvet Cupcakes

Zubereitungszeit: 20 Minuten

Kochzeit: 20 Minuten

Portionen: 12 Cupcakes

Zutaten:

- 1 1/4 Tassen Allzweckmehl

- 1 Tasse Kristallzucker

- 1 Esslöffel ungesüßtes Kakaopulver

- 1/2 Teelöffel Backpulver

- 1/2 Teelöffel Salz

- 1 großes Ei

- 3/4 Tasse Pflanzenöl

- 1/2 Tasse Buttermilch

- 1 Esslöffel rote Lebensmittelfarbe

- 1 Teelöffel Vanilleextrakt

- 1/2 Teelöffel weißer Essig

- 8 Unzen Frischkäse, weich

- 1/4 Tasse ungesalzene Butter, weich

- 2 Tassen Puderzucker

- 1 Teelöffel Vanilleextrakt

Richtungen:

1. Backofen auf 350 °F (175 °C) vorheizen. Eine Muffinform mit Cupcake-Förmchen auslegen.

2. In einer Schüssel Mehl, Zucker, Kakaopulver, Backpulver und Salz vermischen.

3. In einer anderen Schüssel Ei, Öl, Buttermilch, rote Lebensmittelfarbe, Vanilleextrakt und Essig verquirlen.

4. Geben Sie nach und nach die trockenen Zutaten zu den feuchten Zutaten hinzu und verrühren Sie alles, bis alles gut vermischt ist.

5. Den Teig gleichmäßig auf die Cupcake-Förmchen verteilen. 18–20 Minuten backen oder bis ein in die Mitte gesteckter Zahnstocher sauber herauskommt. Vollständig abkühlen lassen.

6. Für die Glasur Frischkäse und Butter glatt rühren. Nach und nach Puderzucker und Vanilleextrakt hinzufügen und rühren, bis die Masse leicht und schaumig ist.

7. Die abgekühlten Cupcakes glasieren und servieren.

Nährwert (pro Cupcake):

- Kalorien: 300

- Protein: 3g

- Kohlenhydrate: 40g

- Fett: 15g

- Faser: 0g

- Natrium: 200 mg

Glatter und cremiger Mangopudding

Zubereitungszeit: 15 Minuten

Abkühlzeit: 2 Stunden

Portionen: 4

Zutaten:

- 2 reife Mangos, geschält und gehackt

- 1/2 Tasse Kokosmilch

- 1/4 Tasse Kristallzucker

- 1/2 Tasse Wasser

- 1 Esslöffel geschmacksneutrale Gelatine

- Frische Minzblätter zum Garnieren (optional)

Richtungen:

1. Die Mangos in einem Mixer pürieren, bis eine glatte Masse entsteht. Beiseite legen.

2. In einem kleinen Topf Kokosmilch, Zucker und Wasser vermischen. Bei mittlerer Hitze erhitzen, bis sich der Zucker aufgelöst hat, dann vom Herd nehmen.

3. Streuen Sie Gelatine über die Mischung und rühren Sie, bis sie sich aufgelöst hat.

4. Das Mangopüree unterrühren, bis alles gut vermischt ist.

5. Gießen Sie die Mischung in Servierschalen und stellen Sie sie mindestens 2 Stunden lang oder bis sie fest ist im Kühlschrank.

6. Vor dem Servieren nach Belieben mit frischen Minzblättern garnieren.

Nährwerte (pro Portion):

- Kalorien: 150

- Protein: 2g

- Kohlenhydrate: 30g

- Fett: 4g

- Ballaststoffe: 2g

- Natrium: 20 mg

Zubereitungszeit: 15 Minuten

Kochzeit: 10 Minuten

Portionen: 24 Kekse

Zutaten:

- 1 Tasse cremige Erdnussbutter

- 1/2 Tasse Kristallzucker

- 1/2 Tasse brauner Zucker, verpackt

- 1 großes Ei

- 1 Teelöffel Vanilleextrakt

- 1 Teelöffel Backpulver

- 1/4 Teelöffel Salz

Richtungen:

1. Backofen auf 350 °F (175 °C) vorheizen. Ein Backblech mit Backpapier auslegen.

2. In einer Schüssel Erdnussbutter, Kristallzucker und braunen Zucker cremig schlagen.

3. Ei und Vanilleextrakt hinzufügen und gut verrühren.

4. Backpulver und Salz einrühren, bis der Teig glatt ist.

5. Geben Sie einen Esslöffel Teig auf das vorbereitete Backblech und drücken Sie jeden Teig mit einer Gabel leicht flach.

6. 10 Minuten backen oder bis die Ränder leicht golden sind. Lassen Sie es einige Minuten auf dem Backblech abkühlen, bevor Sie es zum vollständigen Abkühlen auf einen Rost legen.

Nährwert (pro Cookie):

- Kalorien: 100

- Protein: 2g

- Kohlenhydrate: 10g

- Fett: 6g

- Ballaststoffe: 1g

- Natrium: 90 mg

Leicht zu kauende Schwarzwälder Kleinigkeit

Zubereitungszeit: 20 Minuten

Abkühlzeit: 2 Stunden

Portionen:8

Zutaten:

- 1 Schokoladenkuchenmischung, zubereitet und abgekühlt

- 1 Dose (21 oz) Kirschkuchenfüllung

- 2 Tassen Schlagsahne oder Schlagsahne

- 1/4 Tasse geriebene Schokolade (optional)

- Frische Kirschen zum Garnieren (optional)

Richtungen:

1. Den vorbereiteten Schokoladenkuchen in kleine Würfel schneiden.

2. In einer kleinen Schüssel oder einer großen Glasschüssel die Hälfte der Kuchenwürfel schichten.

3. Die Hälfte der Kirschkuchenfüllung über den Kuchen geben.

4. Die Hälfte der Schlagsahne auf der Kirschkuchenfüllung verteilen.

5. Wiederholen Sie die Schichten mit dem restlichen Kuchen, der Kirschkuchenfüllung und der Schlagsahne.

6. Mit geriebener Schokolade bestreuen und nach Belieben mit frischen Kirschen garnieren.

7. Vor dem Servieren mindestens 2 Stunden im Kühlschrank lagern.

Nährwerte (pro Portion):

- Kalorien: 300

- Protein: 3g

- Kohlenhydrate: 45g

- Fett: 15g

- Ballaststoffe: 2g

- Natrium: 250 mg

Feuchtes und köstliches Zucchinibrot

Zubereitungszeit: 15 Minuten

Kochzeit: 60 Minuten

Portionen: 10

Zutaten:

- 1 1/2 Tassen Allzweckmehl

- 1/2 Teelöffel Backpulver

- 1/2 Teelöffel Backpulver

- 1/2 Teelöffel Salz

- 1/2 Teelöffel gemahlener Zimt

- 1/4 Teelöffel gemahlene Muskatnuss

- 1/4 Teelöffel gemahlene Nelken

- 1/2 Tasse Pflanzenöl

- 1/2 Tasse Kristallzucker

- 1/2 Tasse brauner Zucker, verpackt

- 2 große Eier

- 1 Teelöffel Vanilleextrakt

- 1 1/2 Tassen geriebene Zucchini

- 1/2 Tasse gehackte Walnüsse (optional)

Richtungen:

1. Backofen auf 350 °F (175 °C) vorheizen. Fetten Sie eine 9 x 5 Zoll große Kastenform ein.

2. In einer Schüssel Mehl, Backpulver, Natron, Salz, Zimt, Muskatnuss und Nelken vermischen.

3. In einer anderen Schüssel Öl, Kristallzucker und braunen Zucker cremig schlagen. Fügen Sie die Eier einzeln hinzu und schlagen Sie nach jeder Zugabe gut durch.

4. Vanilleextrakt und geriebene Zucchini untermischen.

5. Geben Sie nach und nach die trockenen Zutaten zu den feuchten Zutaten hinzu und verrühren Sie alles, bis alles gut vermischt ist. Bei Verwendung Walnüsse unterheben.

6. Den Teig in die vorbereitete Kastenform füllen und die Oberfläche glatt streichen.

7. 60 Minuten backen oder bis ein in die Mitte gesteckter Zahnstocher sauber herauskommt.

8. 10 Minuten in der Pfanne abkühlen lassen, dann zum vollständigen Abkühlen auf einen Rost legen.

Nährwerte (pro Portion):

- Kalorien: 250

- Protein: 4g

- Kohlenhydrate: 35g

- Fett: 10g

- Ballaststoffe: 2g

- Natrium: 200 mg

Kapitel 6:

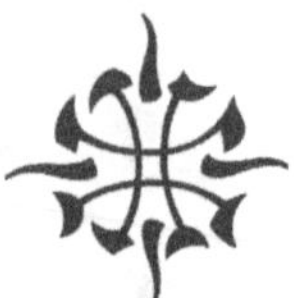

Cremiger und nahrhafter Proteinshake

Zubereitungszeit: 5 Minuten

Portionen: 1

Zutaten:

- 1 Messlöffel Proteinpulver (Geschmack Ihrer Wahl)

- 1 Tasse ungesüßte Mandelmilch

- 1/2 Banane

- 1 Esslöffel Erdnussbutter oder Mandelbutter

- 1/4 Tasse griechischer Joghurt

- 1 Esslöffel Honig oder Ahornsirup

- Eiswürfel (optional)

Richtungen:

1. Alle Zutaten in einen Mixer geben.

2. Mixen, bis eine glatte und cremige Masse entsteht.

3. Falls gewünscht, Eiswürfel hinzufügen und erneut mixen, bis die gewünschte Konsistenz erreicht ist.

4. In ein Glas füllen und sofort genießen.

Nährwerte (pro Portion):

- Kalorien: 300

- Protein: 25g

- Kohlenhydrate: 30g

- Fett: 10g

- Faser: 3g

- Natrium: 200 mg

Sanfter und erfrischender Frucht-Smoothie

Zubereitungszeit: 5 Minuten

Portionen: 1

Zutaten:

- 1 Tasse gemischte Beeren (Erdbeeren, Blaubeeren, Himbeeren)

- 1/2 Banane

- 1/2 Tasse griechischer Naturjoghurt

- 1/2 Tasse Orangensaft

- 1 Esslöffel Honig oder Ahornsirup

- Eiswürfel (optional)

Richtungen:

1. Alle Zutaten in einen Mixer geben.

2. Mixen, bis eine glatte und cremige Masse entsteht.

3. Falls gewünscht, Eiswürfel hinzufügen und erneut mixen, bis die gewünschte Konsistenz erreicht ist.

4. In ein Glas füllen und sofort genießen.

Nährwert (pro Portion):

- Kalorien: 200

- Protein: 10g

- Kohlenhydrate: 40g

- Fett: 1g

- Ballaststoffe: 5 g

- Natrium: 50 mg

Cremiger Avocado-Bananen-Smoothie

Zubereitungszeit: 5 Minuten

Portionen: 1

Zutaten:

- 1/2 reife Avocado

- 1/2 Banane

- 1 Tasse Spinatblätter

- 1/2 Tasse Mandelmilch

- 1 Esslöffel Honig oder Ahornsirup

- Eiswürfel (optional)

Richtungen:

1. Alle Zutaten in einen Mixer geben.

2. Mixen, bis eine glatte und cremige Masse entsteht.

3. Falls gewünscht, Eiswürfel hinzufügen und erneut mixen, bis die gewünschte Konsistenz erreicht ist.

4. In ein Glas füllen und sofort genießen.

Nährwerte (pro Portion):

- Kalorien: 250

- Protein: 5g

- Kohlenhydrate: 30g

- Fett: 15g

- Faser: 7g

- Natrium: 100 mg

Nährstoffreicher grüner Detox-Saft

Zubereitungszeit: 5 Minuten

Portionen: 1

Zutaten:

- 1 Gurke, geschält und gehackt

- 2 Selleriestangen, gehackt

- 1 grüner Apfel, entkernt und gehackt

- 1 Tasse Spinatblätter

- 1 Esslöffel frischer Zitronensaft

- 1 Tasse Wasser oder Kokoswasser

- Eiswürfel (optional)

Richtungen:

1. Alle Zutaten in einen Mixer geben.

2. Mixen, bis eine glatte Masse entsteht.

3. Falls gewünscht, die Mischung durch ein feinmaschiges Sieb passieren, um das Fruchtfleisch zu entfernen.

4. In ein Glas füllen und nach Belieben sofort auf Eiswürfeln servieren.

Nährwert (pro Portion):

- Kalorien: 100

- Protein: 2g

- Kohlenhydrate: 25g

- Fett: 1g

- Ballaststoffe: 5 g

- Natrium: 50 mg

Cremiger und belebender Kaffee-Smoothie

Zubereitungszeit: 5 Minuten

Portionen: 1

Zutaten:

- 1/2 Tasse gebrühter Kaffee, gekühlt

- 1/2 Tasse ungesüßte Mandelmilch

- 1/2 Banane

- 1 Esslöffel Mandelbutter oder Erdnussbutter

- 1 Esslöffel Honig oder Ahornsirup

- Eiswürfel (optional)

Richtungen:

1. Alle Zutaten in einen Mixer geben.

2. Mixen, bis eine glatte und cremige Masse entsteht.

3. Falls gewünscht, Eiswürfel hinzufügen und erneut mixen, bis die gewünschte Konsistenz erreicht ist.

4. In ein Glas füllen und sofort genießen.

Nährwerte (pro Portion):

- Kalorien: 200

- Protein: 5g

- Kohlenhydrate: 30g

- Fett: 10g

- Faser: 3g

- Natrium: 50 mg

Erfrischender Wassermelonen-Minz-Kühler

Zubereitungszeit: 10 Minuten

Portionen: 2

Zutaten:

- 4 Tassen gewürfelte kernlose Wassermelone

- 1/4 Tasse frische Minzblätter

- 1 Esslöffel frischer Limettensaft

- 1 Esslöffel Honig oder Agavensirup

- Eiswürfel

- Minzzweige zum Garnieren (optional)

Richtungen:

1. In einem Mixer gewürfelte Wassermelone, Minzblätter, Limettensaft und Honig vermischen.

2. Mixen, bis eine glatte Masse entsteht.

3. Die Mischung durch ein feinmaschiges Sieb passieren, um jegliches Fruchtfleisch zu entfernen.

4. Den abgesiebten Saft in mit Eiswürfeln gefüllte Gläser füllen.

5. Nach Belieben mit Minzzweigen garnieren und sofort servieren.

Nährwerte (pro Portion):

- Kalorien: 60

- Protein: 1g

- Kohlenhydrate: 15g

- Fett: 0g

- Ballaststoffe: 1g

- Natrium: 0 mg

Nahrhafter und cremiger Chia-Samen-Pudding

Zubereitungszeit: 5 Minuten (plus Einweichen über Nacht)

Portionen: 2

Zutaten:

- 1/4 Tasse Chiasamen

- 1 Tasse ungesüßte Mandelmilch

- 1 Esslöffel Honig oder Ahornsirup

- 1/2 Teelöffel Vanilleextrakt

- Frisches Obst zum Garnieren (z. B. Beeren, Bananenscheiben)

- Nüsse oder Samen zum Bestreuen (z. B. Mandeln, Kürbiskerne)

Richtungen:

1. In einer Schüssel Chiasamen, Mandelmilch, Honig und Vanilleextrakt verrühren.

2. Abdecken und über Nacht oder mindestens 4 Stunden in den Kühlschrank stellen, bis die Mischung eindickt und eine puddingartige Konsistenz bildet.

3. Vor dem Servieren gut umrühren und bei Bedarf noch mehr Mandelmilch hinzufügen, um die Konsistenz anzupassen.

4. Den Pudding auf Schüsseln verteilen und mit frischem Obst, Nüssen oder Samen belegen.

Nährwerte (pro Portion):

- Kalorien: 150

- Protein: 4g

- Kohlenhydrate: 20g

- Fett: 6g

- Faser: 8g

- Natrium: 80 mg

Glatter und cremiger Joghurt-Shake

Zubereitungszeit: 5 Minuten

Portionen:1

Zutaten:

- 1 Tasse griechischer Joghurt

- 1/2 Tasse Milch nach Wahl (z. B. Mandelmilch, Sojamilch)

- 1/2 Banane

- 1 Esslöffel Honig oder Ahornsirup

- 1/2 Teelöffel Vanilleextrakt

- Eiswürfel (optional)

 Richtungen:

1. Alle Zutaten in einen Mixer geben.

2. Mixen, bis eine glatte und cremige Masse entsteht.

3. Falls gewünscht, Eiswürfel hinzufügen und erneut mixen, bis die gewünschte Konsistenz erreicht ist.

4. In ein Glas füllen und sofort genießen.

Nährwert (pro Portion):

- Kalorien: 300

- Protein: 25g

- Kohlenhydrate: 40g

- Fett: 5g

- Ballaststoffe: 2g

- Natrium: 150 mg

Energetisierender und nahrhafter grüner Smoothie

Zubereitungszeit: 5 Minuten

Portionen: 1

Zutaten:

- 1 Tasse Spinatblätter

- 1/2 reife Avocado

- 1/2 Banane

- 1/2 Tasse Ananasstücke

- 1 Esslöffel Chiasamen

- 1 Tasse Kokoswasser

- Eiswürfel (optional)

 Richtungen:

1. Alle Zutaten in einen Mixer geben.

2. Mixen, bis eine glatte Masse entsteht.

3. Falls gewünscht, Eiswürfel hinzufügen und erneut mixen, bis die gewünschte Konsistenz erreicht ist.

4. In ein Glas füllen und sofort genießen.

Nährwert (pro Portion):

- Kalorien: 250

- Protein: 5g

- Kohlenhydrate: 30g

- Fett: 15g

- Ballaststoffe: 10 g

- Natrium: 150 mg

Cremiges und erfrischendes Mango-Lassi

Zubereitungszeit: 5 Minuten

Portionen: 2

Zutaten:

- 1 Tasse reife Mangostücke

- 1 Tasse griechischer Naturjoghurt

- 1/2 Tasse Milch nach Wahl (z. B. Mandelmilch, Kokosmilch)

- 1 Esslöffel Honig oder Ahornsirup

- 1/4 Teelöffel gemahlener Kardamom (optional)

- Eiswürfel (optional)

- Geschnittene Mango zum Garnieren (optional)

Richtungen:

1. In einem Mixer Mangostücke, griechischen Joghurt, Milch, Honig und gemahlenen Kardamom vermischen.

2. Mixen, bis eine glatte und cremige Masse entsteht.

3. Falls gewünscht, Eiswürfel hinzufügen und erneut mixen, bis die gewünschte Konsistenz erreicht ist.

4. In Gläser füllen, nach Belieben mit Mangoscheiben garnieren und sofort servieren.

Nährwert (pro Portion):

- Kalorien: 200

- Protein: 10g

- Kohlenhydrate: 30g

- Fett: 5g

- Ballaststoffe: 2g

- Natrium: 80 mg

Nahrhafter und cremiger Haferflocken-Smoothie

Zubereitungszeit: 5 Minuten

Portionen: 1

Zutaten:

- 1/2 Tasse Haferflocken

- 1/2 Banane

- 1 Esslöffel Erdnussbutter oder Mandelbutter

- 1 Esslöffel Honig oder Ahornsirup

- 1/2 Tasse griechischer Naturjoghurt

- 1/2 Tasse Milch nach Wahl (z. B. Mandelmilch, Hafermilch)

- Eiswürfel (optional)

- Prise Zimt (optional)

Richtungen:

1. In einem Mixer Haferflocken, Banane, Erdnussbutter, Honig, griechischen Joghurt und Milch vermischen.

2. Mixen, bis eine glatte und cremige Masse entsteht.

3. Falls gewünscht, Eiswürfel hinzufügen und erneut mixen, bis die gewünschte Konsistenz erreicht ist.

4. In ein Glas füllen, nach Belieben mit einer Prise Zimt bestreuen und sofort servieren.

Nährwerte (pro Portion):

- Kalorien: 350

- Protein: 15g

- Kohlenhydrate: 50g

- Fett: 10g

- Ballaststoffe: 5 g

- Natrium: 100 mg

Erfrischendes Wasser mit Gurken- und Zitronengeschmack

Zubereitungszeit: 5 Minuten (plus Abkühlzeit)

Portionen: 2

Zutaten:

- 4 Tassen Wasser

- 1 Gurke, in dünne Scheiben geschnitten

- 1 Zitrone, in dünne Scheiben geschnitten

- Frische Minzblätter

- Eiswürfel (optional)

Richtungen:

1. In einem Krug Wasser, Gurkenscheiben, Zitronenscheiben und frische Minzblätter vermischen.

2. Im Kühlschrank mindestens 1 Stunde kalt stellen, damit sich die Aromen entfalten können.

3. Bei Bedarf auf Eiswürfeln servieren.

Nährwert (pro Portion):

- Kalorien: 0

- Protein: 0g

- Kohlenhydrate: 0g

- Fett: 0g

- Faser: 0g

- Natrium: 0 mg

Cremiger und nahrhafter Mandelmilchshake

Zubereitungszeit: 5 Minuten

Portionen: 1

Zutaten:

- 1 Tasse ungesüßte Mandelmilch

- 1/2 Banane

- 1 Esslöffel Mandelbutter

- 1 Esslöffel Honig oder Ahornsirup

- 1/2 Teelöffel Vanilleextrakt

- Eiswürfel (optional)

Richtungen:

1. In einem Mixer Mandelmilch, Banane, Mandelbutter, Honig und Vanilleextrakt vermischen.

2. Mixen, bis eine glatte und cremige Masse entsteht.

3. Falls gewünscht, Eiswürfel hinzufügen und erneut mixen, bis die gewünschte Konsistenz erreicht ist.

4. In ein Glas füllen und sofort servieren.

Nährwerte (pro Portion):

- Kalorien: 250

- Protein: 5g

- Kohlenhydrate: 30g

- Fett: 12g

- Faser: 3g

- Natrium: 150 mg

Sanfter und erfrischender Beeren-Smoothie

Zubereitungszeit: 5 Minuten

Portionen: 1

Zutaten:

- 1/2 Tasse gemischte Beeren (Erdbeeren, Blaubeeren, Himbeeren)

- 1/2 Banane

- 1/2 Tasse griechischer Naturjoghurt

- 1/2 Tasse Milch nach Wahl (z. B. Mandelmilch, Sojamilch)

- 1 Esslöffel Honig oder Ahornsirup

- Eiswürfel (optional)

Richtungen:

1. Mischen Sie in einem Mixer gemischte Beeren, Banane, griechischen Joghurt, Milch und Honig.

2. Mixen, bis eine glatte und cremige Masse entsteht.

3. Falls gewünscht, Eiswürfel hinzufügen und erneut mixen, bis die gewünschte Konsistenz erreicht ist.

4. In ein Glas füllen und sofort servieren.

Nährwerte (pro Portion):

- Kalorien: 200

- Protein: 10g

- Kohlenhydrate: 35g

- Fett: 2g

- Ballaststoffe: 5 g

- Natrium: 50 mg

Nahrhafter und cremiger Erdnussbutter-Bananen-Shake

Zubereitungszeit: 5 Minuten

Portionen: 1

Zutaten:

- 1/2 Banane

- 1 Esslöffel Erdnussbutter

- 1 Tasse Milch nach Wahl (z. B. Mandelmilch, Kuhmilch)

- 1 Esslöffel Honig oder Ahornsirup

- Eiswürfel (optional)

Richtungen:

1. In einem Mixer Banane, Erdnussbutter, Milch und Honig vermischen.

2. Mixen, bis eine glatte und cremige Masse entsteht.

3. Falls gewünscht, Eiswürfel hinzufügen und erneut mixen, bis die gewünschte Konsistenz erreicht ist.

4. In ein Glas füllen und sofort servieren.

Nährwert (pro Portion):

- Kalorien: 300

- Protein: 10g

- Kohlenhydrate: 40g

- Fett: 12g

- Faser: 3g

- Natrium: 150 mg

Erfrischendes und feuchtigkeitsspendendes Kokoswasser

Zubereitungszeit: 5 Minuten

Portionen: 1

Zutaten:

- 1 Tasse Kokoswasser

- Eiswürfel (optional)

- Zitronen- oder Limettenscheiben zum Garnieren (optional)

- Minzblätter zum Garnieren (optional)

 Richtungen:

1. Kokoswasser in ein Glas gießen.

2. Bei Bedarf Eiswürfel hinzufügen.

3. Nach Belieben mit Zitronen- oder Limettenscheiben und Minzblättern garnieren.

4. Sofort servieren und das erfrischende Getränk genießen.

Nährwerte (pro Portion):

- Kalorien: 45

- Protein: 0g

- Kohlenhydrate: 11g

- Fett: 0g

- Faser: 0g

- Natrium: 60 mg

Cremiger und nahrhafter griechischer Joghurt-Smoothie

Zubereitungszeit: 5 Minuten

Portionen: 1

Zutaten:

- 1/2 Tasse griechischer Joghurt

- 1/2 Tasse gefrorene gemischte Beeren (Erdbeeren, Blaubeeren, Himbeeren)

- 1/2 Banane

- 1 Esslöffel Honig oder Ahornsirup

- 1/2 Tasse Milch nach Wahl (z. B. Mandelmilch, Kuhmilch)

- Eiswürfel (optional)

Richtungen:

1. In einem Mixer griechischen Joghurt, gefrorene gemischte Beeren, Banane, Honig und Milch vermischen.

2. Mixen, bis eine glatte und cremige Masse entsteht.

3. Falls gewünscht, Eiswürfel hinzufügen und erneut mixen, bis die gewünschte Konsistenz erreicht ist.

4. In ein Glas füllen und sofort servieren.

Nährwert (pro Portion):

- Kalorien: 250

- Protein: 15g

- Kohlenhydrate: 40g

- Fett: 4g

- Ballaststoffe: 5 g

- Natrium: 90 mg

Energetisierender und nahrhafter Matcha-Grüntee-Latte

Zubereitungszeit: 5 Minuten

Portionen: 1

Zutaten:

- 1 Teelöffel Matcha-Grüntee-Pulver

- 1 Tasse Milch nach Wahl (z. B. Mandelmilch, Kuhmilch)

- 1 Esslöffel Honig oder Ahornsirup

- Eiswürfel (optional)

Richtungen:

1. In einer kleinen Schüssel das Matcha-Grüntee-Pulver mit etwas heißem Wasser glatt rühren.

2. In einem Glas die Matcha-Mischung, Milch und Honig vermischen.

3. Gut umrühren, bis alles gut vermischt ist.

4. Falls gewünscht, Eiswürfel hinzufügen, um den Latte zu kühlen.

5. Sofort servieren und das belebende Getränk genießen.

Nährwerte (pro Portion):

- Kalorien: 100

- Protein: 7g

- Kohlenhydrate: 20g

- Fett: 1g

- Ballaststoffe: 1g

- Natrium: 120 mg

Zubereitungszeit: 5 Minuten

Portionen: 1

Zutaten:

- 1 Tasse Wasser

- 1/2 Zitrone, in dünne Scheiben geschnitten

- 2,5 cm großes Stück Ingwer, in dünne Scheiben geschnitten

- Frische Minzblätter (optional)

- Eiswürfel (optional)

Richtungen:

1. In einem Glas Wasser, Zitronenscheiben und Ingwerscheiben vermischen.

2. Fügen Sie nach Wunsch frische Minzblätter hinzu.

3. Falls gewünscht, Eiswürfel hinzufügen, um das Wasser abzukühlen.

4. Gut umrühren und einige Minuten ruhen lassen, damit sich die Aromen entfalten können.

5. Sofort servieren und das erfrischende und entgiftende Getränk genießen.

Nährwerte (pro Portion):

- Kalorien: 0

- Protein: 0g

- Kohlenhydrate: 0g

- Fett: 0g

- Faser: 0g

- Natrium: 0 mg

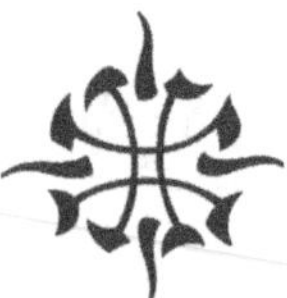

Kapitel 7

Feiern Sie Ihre Reise mit Dysphagie

Das Leben mit Dysphagie, einer Erkrankung, die das Schlucken beeinträchtigt, kann einzigartige Herausforderungen mit sich bringen. Es ist jedoch wichtig, Ihre Reise anzuerkennen und zu feiern, während Sie durch diese Schwierigkeiten navigieren. In diesem Kapitel erkunden wir Möglichkeiten, Ihre Erfahrungen anzunehmen und dabei Freude zu finden.

1. Erkennen Sie Ihre Stärken an:

Nehmen Sie sich einen Moment Zeit, um die Stärke und Belastbarkeit zu erkennen, die Sie bei der Behandlung von Dysphagie bewiesen haben. Feiern Sie Ihre Anpassungsfähigkeit und finden Sie neue Wege, Speisen und Getränke zu genießen. Akzeptieren Sie die Fortschritte, die Sie gemacht haben, und die Lektionen, die Sie gelernt haben.

2. Entdecken Sie neue kulinarische Erlebnisse:

Während Dysphagie möglicherweise eine Ernährungsumstellung erfordert, bedeutet das nicht, dass Sie keine köstlichen Mahlzeiten genießen können. Entdecken Sie Rezepte und Techniken, die Ihren Bedürfnissen entsprechen, z. B. pürierte oder weiche Lebensmittel. Beteiligen Sie sich am kreativen Prozess der Zubereitung von Mahlzeiten und genießen Sie die Aromen und Texturen, die Ihnen Freude bereiten.

3. Teilen Sie Ihre Geschichte:

Erwägen Sie, Ihre Dysphagie-Reise mit anderen zu teilen. Ob durch Gespräche mit Freunden und Familie oder durch die Teilnahme an Selbsthilfegruppen – der Austausch Ihrer Erfahrungen kann das Bewusstsein und das Verständnis steigern. Es kann auch andere inspirieren und ermutigen, die ähnliche Herausforderungen durchmachen.

4. Setzen Sie sich erreichbare Ziele:

Feiern Sie Meilensteine auf Ihrem Weg, indem Sie sich erreichbare Ziele für die Behandlung Ihrer Dysphagie setzen. Es kann so einfach sein, ein neues Lebensmittel auszuprobieren oder eine Schluckübung erfolgreich durchzuführen. Erkennen Sie die Fortschritte an, die Sie gemacht haben, und feiern Sie jeden Fortschritt.

5. Üben Sie Selbstfürsorge:

Während der gesamten Dysphagie-Reise ist es von entscheidender Bedeutung, auf sich selbst aufzupassen. Feiern Sie, indem Sie sich an Aktivitäten beteiligen, die Ihr Wohlbefinden fördern, wie zum Beispiel Entspannungstechniken üben, Hobbys nachgehen oder sich Selbstpflegeritualen hingeben. Denken Sie daran, Ihrer körperlichen, emotionalen und geistigen Gesundheit Priorität einzuräumen.

Abschließende Gedanken und Ermutigung

Wenn Sie am Ende dieses Leitfadens angelangt sind, ist es wichtig, über Ihre Reise mit Dysphagie nachzudenken und Ermutigung zu finden, weiter voranzukommen. Denken Sie daran, dass Sie mit diesen Herausforderungen nicht alleine konfrontiert sind und dass Ihnen Unterstützung zur Verfügung steht, die Ihnen dabei hilft, erfolgreich zu sein. Dieses letzte Kapitel enthält einige abschließende Gedanken und ermutigende Worte.

1. Bleiben Sie positiv und belastbar:

Behalten Sie eine positive Einstellung bei und konzentrieren Sie sich auf Ihre Stärken und Erfolge. Machen Sie sich bewusst, dass die Behandlung von Dysphagie Belastbarkeit und Anpassungsfähigkeit erfordert, und feiern Sie die Fortschritte, die Sie gemacht haben. Begreifen Sie die Herausforderungen als Wachstumschancen und gehen Sie Ihren Weg weiterhin zielstrebig.

2. Suchen Sie nach Unterstützung und Kontakt:

Denken Sie daran, sich auf Ihr Support-Netzwerk zu verlassen. Wenden Sie sich an Freunde, Familie und Selbsthilfegruppen, um Ihre Erfahrungen auszutauschen, Rat einzuholen und emotionale Unterstützung zu finden. Der Kontakt zu anderen, die Ihre Reise verstehen, kann ein Gefühl der Zugehörigkeit und Ermutigung vermitteln.

3. Setzen Sie sich für sich selbst ein:

Seien Sie ein Anwalt für Ihre eigenen Bedürfnisse und Ihr Wohlbefinden. Kommunizieren Sie offen mit Ihrem Gesundheitsteam, äußern Sie Ihre Bedenken und beteiligen Sie sich aktiv an Ihrem Behandlungsplan. Ihre Beiträge und Erkenntnisse sind wertvoll für die Gestaltung Ihres Wegs zur Dysphagie-Behandlung.

4. Feiern Sie jeden Meilenstein:

Nehmen Sie sich die Zeit, jeden Meilenstein zu feiern, egal wie klein er auch sein mag. Jeder Erfolg, sei es das Ausprobieren eines neuen Lebensmittels oder das Meistern einer Schluckübung, ist ein Schritt vorwärts auf Ihrem Weg. Feiern Sie Ihre Fortschritte und nutzen Sie sie als Motivation, weiter voranzuschreiten.

5. Genießen Sie die Freude am Essen:

Während Dysphagie die Essenszeiten erschweren kann, denken Sie daran, beim Essen Freude zu empfinden. Entdecken Sie neue Geschmacksrichtungen, genießen Sie jeden Bissen und schätzen Sie die

Nährstoffe und den Genuss, den das Essen mit sich bringt. Konzentrieren Sie sich auf die Sinneserfahrung und die Verbindungen, die sie mit anderen fördert.

Zusammenfassend lässt sich sagen, dass Ihre Reise mit Dysphagie einzigartig ist und Geduld, Ausdauer und die Bereitschaft erfordert, neue Möglichkeiten zu erkunden. Nutzen Sie die Ihnen zur Verfügung stehenden Ressourcen, bleiben Sie mit anderen in Kontakt und feiern Sie Ihre Fortschritte auf dem Weg. Mit der Zeit, Anpassungsfähigkeit und Unterstützung können Sie weiterhin Zufriedenheit und Freude in Ihrer Beziehung zum Essen finden.